항암치료가 또 하나의 고통이 되지 않게 하기 위한

항암치료 부작용 완치법

항암치료
부작용
완치법

초판 1쇄 인쇄일 ┃ 2018년 7월 25일   초판 1쇄 발행일 ┃ 2018년 7월 30일

지은이 ┃ 장덕한방병원 면역암센터
펴낸이 ┃ 강창용
일러스트 ┃ 권근중
기획편집 ┃ 이윤희
디 자 인 ┃ 가혜순
책임영업 ┃ 최대현

펴낸곳   ┃ 느낌이있는책
출판등록 ┃ 1998년 5월 16일 제10-1588
주 소   ┃ 경기도 고양시 일산동구 중앙로 1233(현대타운빌) 1210호
전 화   ┃ (代)031-932-7474
팩 스   ┃ 031-932-5962
이메일   ┃ feelbooks@naver.com
포스트   ┃ http://post.naver.com/feelbooksplus
페이스북 ┃ http://www.facebook.com/feelbooksss

ISBN   979-11-6195-071-6   13510

이 도서의 국립중앙도서관 출판예정도서목록(CIP)은 서지정보유통
지원시스템 홈페이지(http://seoji.nl.go.kr)와 국가자료공동목록시스
템(http://www.nl.go.kr/kolisnet)에서 이용하실 수 있습니다.
(CIP제어번호: CIP2018023331)

항암치료가 또 하나의 고통이 되지 않게 하기 위한

항암치료 부작용 완치법

장덕한방병원 면역암센터 지음

느낌있는책

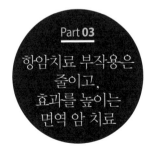

Part 03
항암치료 부작용은
줄이고,
효과를 높이는
면역 암 치료

Part 05

항암치료,
그것이
궁금하다

면역 암 치료,
항암치료 부작용은 줄이고
효과는 늘린다

   암 판정이 곧 사형 선고이던 시대는 지나갔다. 의학기술이 발전해 암은 더 이상 고칠 수 없는 병이 아니다. 때를 놓치지 않고 적절한 치료를 받으면 얼마든지 완치할 수 있다.

   암을 치료하는 방법은 수술, 항암치료, 방사선치료가 기본이다. 초기 암은 수술만으로도 치료가 가능하지만 대부분의 경우 수술 후 항암치료나 방사선치료를 해야 하며, 항암치료나 방사선치료를 먼저 하고 수술을 하는 경우도 많다.

   문제는 항암치료다. 수술이나 방사선치료도 부작용이 생길 수 있지만, 설령 발생해도 그런대로 환자가 견뎌낼 수 있는 수준이다. 하지만 항암치료는 다르다. 부작용이 없는 항암제를 개발하기 위해 많은 노력을 하고 있지만 아직까지 대부분의 항암제는 이런저런 부작용을 동반한다.

   가장 흔하게 나타나는 부작용은 오심, 구토, 복부 팽만, 설사, 소화불량 등이다. 증상의 정도 차이만 있을 뿐 항암치료를 받는 환자 대부분에서 발생한다. 또한 잘 먹어야 암도 잘 이겨낼 수 있는데 항암치료를 하면 큰 부작용으로 먹는 것 자체가 힘들어 몸이 더 약해지고, 체력이 떨어지면 항암치료를 더 견디기 힘들어 부작용도 심해지는 악순환이 되풀이되기도 한다.

탈모, 손발 저림, 골수기능 저하도 흔하게 나타나는 부작용이다. 특히 골수기능이 떨어지면 면역력을 결정하는 백혈구, 호중구 등이 감소해 암에 더 취약해지기도 하고, 이 수치들이 너무 떨어지면 항암치료를 지속하기 어려운 지경에 이르기까지 한다.

항암치료의 부작용은 직접 경험해보지 않고는 얼마나 고통스러운지 짐작조차 하기 어렵다.

"수술했을 때만 해도 몰랐는데, 항암치료를 받다 보니 암 환자라는 게 실감나더군요."

"암이 재발해 또다시 항암치료를 받을 생각을 하니 차라리 죽는 게 편하겠다는 생각까지 들었어요."

항암치료의 부작용을 직접 겪어보지 않은 사람들은 부작용이 무서워 항암치료를 받지 않으려는 사람들을 이해하기 어려울 수도 있다. 아무리 힘들어도 암을 이기고 살고 싶다면 부작용은 어떻게든 견뎌야 한다고 생각할 것이다. 틀린 얘기는 아니지만 부작용으로 고통받는 환자들에게는 야속하게 들릴 수 있는 얘기다.

다행히 요즘은 부작용을 줄일 수 있는 방법이 있다. 면역력을 높이는 것인데, 이미 여러 연구 결과 면역력이 좋으면 항암치료 부작용이 줄고 효과가 늘어날 뿐만 아니라 암이 전이되거나 재발할 위험도 줄어든다는 것이 입증되었다.

건강한 사람은 잘 먹고 열심히 운동하는 것만으로도 충분히 면역력을 높일 수 있다. 하지만 암 환자들은 다르다. 일반적으로 암은 면역력이 떨어졌을 때 발생한다. 즉, 면역력이 강할 때는 암세포가 생겨도 면역세포가 암세포를 없애는데, 면역력이 약하면 암세포를 이기지 못해 결국 암이 커지고 전이되기 때문이다. 따라서 좀 더 적극적인 방법으로 면역력을 높여야 한다.

길고 고통스러울 수 있는 항암치료 과정을 견뎌내는 데 필수적인 '면역력'을 높이는 치료법은 매우 다양하다. 주로 면역약침, 면역 발효한약, 한방 항암 경구제, 면역 비훈요법, 면역 온열요법 등이며, 양방에서는 고주파 온열 암 치료, 고농도 비타민요법, 셀레늄요법, 미슬토요법, 거슨요법, 바이오 포톤 요법, 싸이모신 알파1요법 등으로 면역력을 높인다.

이런 것들을 통틀어 '면역 암 치료'라고 부르는데, 면역 암 치료를 했을 때와 안 했을 때의 결과는 크게 차이가 난다. 부작용이 무서워 항암치료를 꺼렸던 환자 대부분이 면역 암 치료를 병행한 덕분에 비교적 수월하게 항암치료를 받을 수 있었다고 말한다.

무엇보다 면역 암 치료와 항암치료를 병행하면 효과가 커진다. 심지어는 항암제에 내성이 생겨 더 이상 항암제가 듣지 않을 때도 면역 암 치료를 하면 항암제 반응률이 높아지는 것으로 알려져 있다. 사람의 몸 자체에서 항암효과를 발휘하는 것이다. 면역 암 치료를 했을 때 재발율과 전이율이 낮아짐은 두말할 것도 없다.

의학이 더욱 발전하면 언젠가는 부작용 없이 효과적으로 암을 치료하는 항암제가 개발될 것이다. 아예 불가능한 미래는 아니다. 이미 부작용은 최소화하면서 암세포만 골라 죽이는 표적 항암제가 개발돼 여러 암에 적용되고 있다. 하지만 아직은 이 표적 항암제도 부작용이 만만치 않다.

설령 부작용 없는 항암제가 개발되더라도 면역 암 치료는 여전히 중요하다. 면역력이 높아야 항암제의 효과가 늘어나 수월하게 암과 싸워 이길 수 있고, 다시 암세포가 머리를 들지 못하게 할 수 있기 때문이다.

항암치료는 더 이상 공포의 대상이 아니다. 그동안 항암치료의 부작용으로 고생한 분들, 반복된 항암치료로 더 이상 항암제가 듣지 않아 절망하는 분들에게 이 책이 조금이라도 희망과 용기를 주기를 바란다.

장덕한방병원 면역암센터 한의학박사 장성환

면역력의 중심에
'마음'이 있다

암을 예방하고 치료하는 데 면역력이 중요하다는 데는 큰 이견이 없다. 우리 몸속에는 원래부터 암세포가 존재한다. 다만 면역력이 좋을 때는 암세포가 감히 활동하지 못하고 죽은 듯이 숨어 있을 뿐이다. 그러다 어떤 이유로든 면역력이 약해지면 그 틈을 타 빠르게 몸집을 불리며 암 덩어리로 모습을 드러내는 것이다.

일단 암이 생기면 가능한 한 빨리 암세포를 죽이는 것이 좋다. 일반적으로 수술로 암 덩어리를 제거하거나 항암치료나 방사선치료로 암세포를 없앤다. 요즘은 의학이 눈부시게 발전해 초기가 아니라 암이 상당 부분 진행된 경우에도 이미 생긴 암을 제거하는 것은 그리 어려운 일이 아니다.

문제는 암을 제거하는 과정에서 가뜩이나 약해진 면역력이 더 약해진다는 것이다. 특히 항암치료는 암세포뿐만 아니라 정상 세포까지 죽이기 때문에 더욱 고통스럽다. 그런데 암은 생명력이 아주 끈질기기 때문에 미세한 암세포가 하나만 남아도 재발할 위험이 있어 항암치료가 불가피한 경우가 많다. 다행히 요즘은 항암치료의 부작용과 재발 위험을 덜어주는 면역치료 전문 병원들이 있어 예전보다는 한결 편하게 암과 싸울 수 있다.

면역력을 높이는 치료는 면역에 좋은 검증된 성분을 몸속에 투여하는 방법부터 몸을 따뜻하게 해주어 면역력을 높이는 방법까지 다양하다. 모두 효과가 검증된 치료법이지만 더 중요한 것이 있다. 바로 '마음 관리'다.

　암에 걸리면 아무리 마음이 단단한 사람도 흔들리기 마련이다. 암 환자들이 겪는 스트레스는 상상을 초월한다. 암과 싸워야 한다는 부담감, 혹시라도 치료가 잘 안 되면 어쩌나 하는 불안감, 그리고 치료에 성공했다 하더라도 재발할 수 있다는 걱정에 한시도 마음이 편치 않다.

　스트레스는 면역력을 떨어뜨리는 주범 중 하나다. 부담감, 불안감, 공포감으로 가득한 마음을 달래 스트레스를 없애지 않으면 면역력이 더욱 떨어지고, 설령 각종 면역치료를 받는다 해도 효과가 반감될 수밖에 없다.

　내가 경북대 정신과 주임교수로 있을 때의 일이다. 폐암 말기로 남은 생이 얼마 안 되어 보이는 중년 여성이 있었다. 거동조차 힘들 정도였는데, 집으로 보내달라고 간청했다. 안정을 취하며 치료에 집중해도 위태로운 상황인데 아이들 도시락 반찬이 걱정된다며 집에 가겠다고 했다. 당연히 주치의는 펄쩍 뛰었다. 하지만 환자는 계속 부탁했고, 결국 주치의도 아이들을 생각하는 마음에 감동받아 외출을 허락했다.

불과 몇 달도 살기 힘들다고 보았던 그 환자는 모두의 예상을 뒤엎고 3년을 더 살았다. 그 환자를 보면서 정신적 안정이 얼마나 중요한지를 다시 확인했다. 환자의 집은 경치 좋은 섬진강 주변이었는데, 그곳에서 사랑하는 아이들과 함께 행복하게 지낸 것이 좋은 치료제 역할을 했던 것으로 보인다.

면역치료를 하는 곳은 많다. 그럼에도 유독 장덕한방병원의 면역암센터에 눈이 갔던 이유는 환자들의 마음을 편안하게 해줄 수 있는 다양한 프로그램 때문이다. 양·한방으로 입증된 효과적인 면역치료만 하는 것이 아니라 심리 상담, 음악치료, 숲속 산책 등 환자들의 심리적 안정을 도와 스트레스를 줄이는 치료를 하는 모습이 인상적이었다.

암과 싸워 이기는 분들을 보면 대부분 긍정적이고 정신력이 강하다. 나는 암 환자들에게 종종 "암을 너무 무서워하지 말고 친구처럼 함께 산다고 마음 편하게 생각하라."는 말을 한다. 사실 말이 쉽지, 암에 걸렸을 때 혼자 마음을 다스리며 정신적 안정을 취하는 건 쉬운 일이 아니다. 암을 극복하고 싶은 마음이 간절할수록 두려움과 공포감도 커진다. 스트레스로 잠을 자지도, 제대로 먹지도 못하다 보면 마음은 더 불안해지고, 면역력은 더 떨어지기 마련이다.

이제 혼자서 정서적 불안감을 다스리려 애쓸 필요 없다. 장덕한방병원처럼 몸뿐만 아니라 마음까지 살펴 몸과 마음의 면역력을 모두 높여주는 전문 병원의 도움을 받으면 한결 수월하게 정서적 안정을 취할 수 있다. 무엇보다 장덕한방병원은 의료진은 물론 스태프들까지 환자들을 배려하는 마음이 따뜻하다. 장덕한방병원에서 면역치료를 받은 암 환자들이 빠르게 건강을 회복하고 암을 이겨내는 데는 이처럼 병원의 따뜻한 마음이 큰 역할을 하는 것 같다.

암은 이제 더 이상 불치병이 아니다. 그럼에도 여전히 암은 많은 사람에게 공포의 대상이다. 장덕한방병원 면역암센터는 암으로 몸과 마음이 피폐해져 고통받는 환자들이 믿고 의지할 수 있는 곳이다. 앞으로 더 많은 암 환자에게 희망과 위로를 줄 수 있는 병원이 되기를 기대한다.

이시형 박사

Part 01

암보다
항암치료가
더 무섭다

01

항암치료가
끝날 때까지 견뎌낼
자신이 없어요

■■■ "정말 억울합니다. 가족력이 있어서 젊을 때부터 간만큼은 철저하게 검사하고 관리했는데 간암이라니……."

이상호 씨(가명)는 착잡한 얼굴로 말문을 열었다. 그는 58세에 정년퇴직을 한 후 오래전부터 꿈꾸던 전원생활을 준비 중이었다. 10여 년 전에 이미 고향인 전라도 진안에 전원주택을 지을 땅을 사두었고, 틈날 때마다 직접 가서 집터도 고르면서 준비를 해왔다. 그러다 정년퇴직을 한 후 제2의 인생을 위해 본격적으로 전원주택을 짓기 시작했는데, 어느 날 이상 징후가 나타났다. 평소처럼 인부들 작업을 거들고 있었는데, 식은땀이 나며 기운을

쓸 수가 없었다. 속이 메스껍고 어지럽기도 한 것이 영 기분이 좋지 않아 바로 평소 건강검진을 하러 다닌 병원을 찾았다. 불길한 예감은 왜 빗나가질 않는지. 검사 결과 '간암'이었다.

형과 동생이 젊은 나이에 간암으로 일찍 저세상으로 갔기에 이상호 씨는 평소 간 관리에 대해서만큼은 누구보다 철저했다. 30대 때부터 매년 간 검사를 받았고, 간에 좋다는 건강식품도 꾸준히 챙겨 먹었다. 당연히 운동도 열심히 했다. 다만 술을 워낙 좋아해 술을 자주 마신 것이 유일한 흠이었다.

다행히 간암 초기였다. 전이된 흔적이 없고, 암세포의 크기도 그리 크지 않았다. 하지만 암 개수가 3개이고, 위치가 좋지 않았다. 전이되지 않은 간암은 수술이 기본이다. 수술로 암이 발생한 부위를 깨끗하게 없애면 예후도 좋다. 그런데 이상호 씨는 하필이면 간암이 위치한 곳이 혈관이 많이 분포되고 아주 중요한 부위여서 수술이 여의치 않았다. 그래서 주치의와 충분히 상의한 후 색전술과 항암치료를 병행하기로 했다.

간암을 치료하는 방법 중 하나인 색전술은 암에 영양을 공급하는 간동맥(Hepatic artery)을 차단하고, 항암제를 투여해 암세포를 죽이는 치료법이다. 수술이 어려운 간암 환자들에게 많이 적용하는데 고통이 만만치가 않다. 이상호 씨의 경우 평소 꾸준히 운동하고 생활 관리를 잘한 덕분에 처음에는 잘 견뎠다. 하지만 혈관을 타고 불덩어리가 돌아다니는 것처럼 통증이 심했으며, 치료를 계속하면서 속이 메스껍고 구토 때문에 제대로 식사를 하지 못하다 며칠 지나서야 일상을 회복할 수 있었다.

그렇게 한 달에 한 번꼴로 총 4회에 걸쳐 색전술을 받았다. 그러나 색전술의 고통은 익숙해지지 않았다. 색전술이 거듭될수록 고통이 더 심해졌지만 오직 암세포가 죽는다는 희망으로 버텼다. 하지만 결과는 썩 좋지도, 나쁘지도 않았다. 3개의 암 덩어리 중 하나는 거의 죽었는데 다른 2개 중 하나는 크기가 약간 줄었고, 나머지 하나는 치료 전과 별 차이가 없었다. 주치의는 색전술만으로는 한계가 있으니 항암치료를 하는 것이 좋겠다고 권했다.

"솔직히 처음 항암치료를 할 때만 해도 큰 걱정은 하지 않았어요. 색전술도 따지고 보면 동맥을 통해 항암제를 넣는 것이니 항암치료와 비슷한 것 아니에요? 색전술을 견뎌냈으니 항암치료도 견딜 수 있을 거라 생각했지요."

이상호 씨는 항암치료 이야기를 꺼내면서 살짝 진저리를 치는 듯했다. 항암치료를 받는 동안의 고통을 충분히 짐작할 수 있었다.

사실 간암은 항암제 치료 효과가 낮은 편이고 잘 듣지 않으며 부작용이 심하다. 더욱이 항암제 내성도 금방 생겨 다른 암보다 항암치료가 쉽지 않다. 그나마 간암에 효과가 있다고 인정된 유일한 항암제가 '소라페닙(sorafenib)'이다. 환자들은 '넥사바'라는 이름으로 더 많이 알고 있다.

"색전술을 받을 때는 이보다 더 큰 고통이 없다고 생각했는데, 항암치료는 더하더군요."

소라페닙은 암세포뿐만 아니라 정상 세포까지 무차별 공격하는 일반 항암제와는 달리 암세포만을 골라 죽이는 표적 항암제다. 먹는 약이어서 간편한데, 문제는 부작용이 만만치 않다는 것이다. 물론 사람마다 편차가 있어 별 고통 없이 잘 넘어가는 경우도 있지만 부작용으로 고생하는 분도 적지 않다.

행운의 여신은 이상호 씨의 손을 들어주지 않았다. 혹시 부작용이 없거나 가볍게 지나가지 않을까 기대했지만 색전술을 받을 때보다 부작용이 심하게 나타났다. 가장 고통스러운 부작용은 '설사'였다. 가뜩이나 속이 메슥거리고 소화가 잘 안 돼 식사를 못 하는데, 전쟁을 치르듯 겨우 몇 숟갈 떠먹으면 기다렸다는 듯이 설사가 쏟아지니 미칠 지경이었다. 잦은 설사로 시간이 지날수록 몸의 기력이 떨어져 집 안에서 왔다 갔다 하는 것조차 힘들었다.

설사만으로도 충분히 고통스러운데 소라페닙을 복용한 지 2주쯤 지날 즈음부터는 피부가 말썽을 부리기 시작했다.

"피부가 약해졌는지 조금만 스쳐도 벌겋게 발진이 생기고 가렵더라고요. 가려워서 긁으면 더 가려워 피가 날 때까지 긁은 적도 있어요. 더 끔찍한 건 손과 발에 각질이 생기면서 껍질이 벗겨지는 거예요. 허물을 벗는 것처럼 손발 피부가 일어나니 이러다 정말 괴물이 되는 거 아닌가 싶은 생각까지 들더군요."

이상호 씨가 호소한 증상은 모두 소라페닙 부작용으로 많은 간암 환자가 겪는 증상이다. 효과 좋고 부작용 없는 항암제가 있다면 얼마나 좋을까만은 안타깝게도 현재까지는 그런 항암제가 없다. 그래도 고통을 감내한 만큼 효과가 있으면 좋은데, 이상호 씨의 경우 효과가 기대치에 미치지 못했다.

"차라리 항암치료를 포기하고 싶어요. 얼마나 더 항암치료를 받아야 하는지 모르겠지만 더 이상 고통을 견뎌낼 자신이 없어요. 암세포를 다 없앨 수 있다는 보장이 없다면 하루를 살더라도 고통 없이 살고 싶은 심정이에요."

실제로 이상호 씨는 색전술과 항암치료를 받기 전, 키 175cm에 몸무게 70kg의 다부진 체격이었는데, 1년 사이에 몸무게가 50kg대로 줄었다. 단단한 근육이 있던 자리는 뼈만 앙상히 보일 정도로 많이 약해졌다. 그 상태로 항암치료를 계속 받기는 어려운 것이 사실이었다.

하지만 수술이 어려운 상태에서 항암치료를 포기하는 것은 바람직하지 않다. 항암치료를 무서워하는 대부분의 이유는 부작용 때문이다. 즉, 부작용을 줄일 수 있다면 이상호 씨처럼 항암치료를 포기하고 싶어 하는 사람도 다시 용기를 낼 수 있다.

"암뿐만 아니라 모든 병을 이기려면 면역력이 강해야 합니다. 지금은 오랫동안 색전술과 항암치료를 받느라 면역력이 많이 떨어진 상태지만, 면역력을 높여주면 비교적 수월하게 항암치료를 받을 수 있습니다."

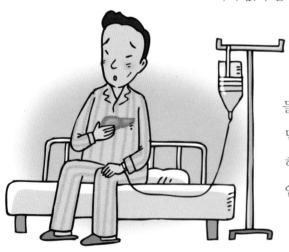

꽤 오랫동안 이상호 씨와 이야기를 나눴다. 이미 수없이 암 치료를 하면서 지쳐 있는 상태라 처음에는 귀담아듣지 않았는데, 면역요법과 항암치료를 병행하면서 훌륭하게 암을 이겨낸 환자들의 사례를 듣고 마음을 열었다. 일단 면역력을 강화하는 치료를 시작하고, 어느 정도 몸이 만들어지면 항암치료를 하기로 했다.

02

날카로운
항암치료의
기억

■■■■ 머리로 이해하는 고통과 직접 몸으로 경험한 고통은 차원이 다르다. 대개 첫아이를 낳을 때보다 둘째 아이를 낳기 전에 더 겁이 난다고들 한다. 첫 출산을 통해 출산의 고통이 얼마나 극심한지 경험했기 때문일 것이다.

항암치료도 마찬가지다. 처음 항암치료를 시작할 때는 주변에서 아무리 "항암치료의 부작용이 만만치 않다.", "온몸의 세포가 다 죽는 것처럼 고통스럽다." 등 경험담을 이야기해도 실감하지 못한다. 걱정과 불안감이 크지만 한편으로는 항암치료로 암을 이겨낼 수 있으리란 기대감을 갖는다.

하지만 항암치료가 거듭될수록 기대감보다는 두려움이 자리한다. 암이 재발했을 때는 더 말할 것도 없다. 처음에 암이 생겼을 때 항암치료의 부작용을 경험한 터라 시작도 하기 전에 겁에 질린다. 심지어 잘 견뎠던 항암치료를 거부하는 경우도 있다. 어차피 암이 재발하면 생존율도 낮은데, 고통스럽게 항암치료를 받으면서 목숨을 연명하느니 차라리 남은 인생 편안하게 살다 죽고 싶다는 분도 적지 않다.

최미숙 씨도 암이 재발하자 항암치료를 거부했던 분이다. 항암치료 부작용은 사람마다 편차가 있는데, 최미숙 씨는 가장 혹독하게 고통받은 경우에 속한다. 최미숙 씨는 40세라는 젊은 나이에 양측 유방암 진단을 받았다. 가슴 양쪽에 암이 발생하는 경우는 극히 드물다. 나이가 젊은 데다 양측성 유방암이다 보니 항암제 중에서도 가장 강력한 항암제를 사용할 수밖에 없었고, 그만큼 부작용도 극심했다.

오른쪽 가슴은 암 크기가 2.5cm로 크고 림프절로 전이된 상태라 전부 절제하고, 왼쪽 가슴은 암 크기가 1cm 정도이고 림프절 전이도 심하지 않아 암만 부분 절제했다. 처음에는 가슴을 잃는다는 상실감이 워낙 커서 항암치료의 부작용은 생각하지도 않았다. 평소 성격이 씩씩하고 인내심도 많아 잘 견뎌낼 수 있다는 자신감도 있었다.

하지만 항암치료의 고통은 상상을 초월했다. 총 6회에 걸쳐 항암치료를 받았는데, 한 번 받을 때마다 최소한 일주일 이상 죽은 사람처럼 누워만 있어야 했다. 누워 있으면 땅속 깊숙한 곳에서 무언가 강력한 힘이 끌어당기는 것 같은 느낌이 들었다. 눈을 뜰 기운조차 없었다. 밥을 먹어야 기운을 차릴 것 같아 식사 때만 겨우 눈을 뜨고, 곧 기절하듯이 쓰러져 잠에 빠져 들었다.

항암제가 어찌나 독한지 한 번 받고 나면 백혈구 수치가 60 이하로까지 떨어졌다. 백혈구는 우리 몸을 해치는 나쁜 균이나 바이러스가 침투했을 때 맞서 싸워주는 전사라 할 수 있다. 이 전사가 정상 범위 내에서 유지되어야 하는데, 건강한 사람들을 기준으로 했을 때 (혈액 1μL 중) 백혈구 수치는 보통 4,000~10,000 정도다. 그러니 백혈구 수치가 60이라는 것은 정상 수치의 1% 정도로 면역력이 거의 바닥 수준까지 떨어진 것이라 봐도 무방하다.

다행히 여섯 번의 항암치료와 방사선치료 후 암은 깨끗하게 사라졌다. 방사선치료는 30회를 받았는데, 항암치료에 비하면 방사선치료는 아무것도 아니었다. 혼자 병원에 가서 방사선치료를 받은 뒤 바로 지하철을 타고 집으로 갈 수 있을 정도로 크게 힘들지 않았다.

암세포가 사라진 후에도 타목시펜을 꾸준히 복용하고 4주에 한 번씩 졸라덱스라는 주사도 맞았다. 유방암은 여성호르몬을 먹고 자라기 때문에 재발을 막기 위해서는 여성호르몬을 억제하고 제 기능을 하지 못하게 해야 한다. 최미숙 씨가 복용한 타목시펜은 암이 여성호르몬을 먹고 자라지 못하도록 돕는 약이고, 졸라덱스 주사는 여성호르몬 분비를 억제하는 약이다.

항암치료만큼은 아니지만 타목시펜과 졸라덱스의 부작용도 만만치 않았다. 갑자기 열이 확 오르기도 하고, 발뒤꿈치에 전기가 오르는 것처럼 찌릿하기도 했다. 손발의 감각이 무뎌지고, 힘이 풀려 걷기가 힘들고, 손을 접었다 펴기도 어려웠다. 시력도 나빠져 눈이 잘 보이지 않았고, 건망증도 심해져 우울증까지 생겼다.

하지만 다시는 그 끔찍한 유방암을 만나고 싶지 않은 마음에 독하게 버텼다. 당시 큰애가 겨우 초등학교 3학년, 둘째가 7세였다. 눈에 넣어도 아프지 않을 그 어린아이들을 위해서라도 유방암 따위에 질 수는 없다며 하루하루를 전쟁을 치르듯 치열하게 살았다.

다행히 시간이 지날수록 상태가 호전되었다. 체력을 회복하면서 부작용도 한결 견딜 만했고, 혹시 암이 재발할까 노심초사했던 마음도 많이 누그러졌다. 마치 끝이 없는 긴 터널을 걷다 드디어 입구에 가까워진 기분이었다. 그런데 조금만 더 힘을 내면 터널을 빠져나와 밝은 세상을 만날 수 있을 것 같아 살짝 들떠 있던 어느 날, 왼쪽 가슴에서 이상 징후가 나타났다. 전기가 오르는 것처럼 찌릿한 느낌이 들어 더듬어보니 뭔가가 만져졌다. 크지는 않았지만 처음 유방암을 발견했을 때와 똑같은 덩어리였다.

"검사 결과가 나올 때까지만 해도 '설마' 했어요. 재발을 막기 위해 그렇게 부작용이 심한데도 열심히 타목시펜을 먹었으니 재발한 건 아닐 거라 생각했어요."

안타깝게도 간절한 바람은 바람으로 끝났다. 유방암이 재발한 것이다. 처음에는 믿어지지 않아 현실을 부정했지만 나중에는 분노가 치밀어 올랐다. 병원에서 하라는 대로 열심히 했고, 지금껏 살아오면서 크게 잘못한 것도 없는데 왜 한 번도 아니고 두 번씩이나 반갑지 않은 암과 만나야 하는지 분통이 터졌다.

"병원에서 항암치료를 권하는데 안 하겠다고 했어요. 거의 죽다 살아날 정도로 고통스러운 항암치료를 여섯 번이나 받았는데 다시 생겼잖아요? 더 이상 걸리지 않는다는 보장이 없다면 정말 그 지옥 같은 항암치료를 다신

하고 싶지 않아요."

직접 겪어보지 않은 사람은 아무리 고통스러워도 항암치료밖에 방법이 없다면 받아야 하지 않겠냐고 말한다. 누구에게나 삶은 소중하며 자신에게 주어진 삶을 가볍게 여길 사람은 아무도 없다. 그럼에도 항암치료를 포기하고 싶은 마음이 든다는 것은 그만큼 항암치료가 고통스럽다는 반증일 것이다.

항암치료의 고통을 기억하며 두려워하는 환자들에게 무조건 힘들어도 참고 받아야 한다고 말하기는 쉽지 않다. 다행히 요즘은 항암치료의 고통을 덜어주는 많은 치료법이 있다. 부작용을 대폭 줄이면서 효과를 늘릴 수 있기 때문에 너무 걱정하지 않아도 된다.

다행히 일주일쯤 지난 후 최미숙 씨는 항암치료를 받기로 마음먹었다. 아이들이 그녀로 하여금 삶의 의지를 다시 불태우게 하기도 했지만 같은 유방암 재발 환자였던 지인의 사례가 그녀의 마음을 움직인 것이다. 지인은 최미숙 씨보다 암이 더 많이 진행된 상태였는데, 면역요법과 항암치료를 병행해 부작용을 덜 겪으면서 암을 극복한 분이었다. 지인을 보면서 최미숙 씨는 다시금 암과 싸울 용기를 냈고, 현재 씩씩하게 항암치료를 받는 중이다.

03
복통, 구토, 소화불량으로
먹지 못해
죽는 줄 알았어요

■■■ 인생은 먹기 위해 산다는 말이 있다. 어찌 보면 복잡한 삶을 단순하게 폄하한 것처럼 보일 수도 있지만 삶에서 먹는다는 것은 무척 중요한 일이다. 먹어야 생명을 유지하고 활동하는 데 필요한 에너지를 공급받을 수 있다. 또한 먹는 즐거움은 인간이 포기할 수 없는 중요한 본능이다.

김대성 씨는 일찌감치 먹는 즐거움을 포기하며 산 분이다. 입에서 음식이 당겨 좀 과하다 싶게 먹으면 어김없이 탈이 나 언제부턴가 먹는 것이 부담스러웠다. 적게 먹으면 그나마 속이 편해 소식(小食)한 지 이미 오래다. 하루 세 끼 외에는 일체 아무것도 먹지 않았다. 그렇게 조심하는데도 걸핏

하면 위가 더부룩하고 소화가 안 돼 위내시경 검사도 여러 번 받았다. 내시경을 하기 전에는 별의별 나쁜 생각이 다 들었지만 다행히 검사 결과는 괜찮았다.

그러나 너무 오랫동안 위가 안 좋아 고생하다 보니 언제부터인가 웬만한 증상은 대수롭지 않게 넘기기 시작했다. 소화제를 항시 준비해놓았다가 소화가 잘 안 되는 것 같으면 영양제처럼 수시로 먹었다. 50대에 접어들면서 속이 더 안 좋아진 느낌이 있었지만 그러려니 하고 넘겼다. 그런데 정기 건강검진 결과 위암이 의심된다는 청천벽력 같은 소견이 나왔다.

위암은 초기에는 특별한 증상이 없지만 진행되면 소화불량, 복통, 설사 등의 증상이 나타나기도 한다. 평소 위와 관련된 별다른 문제가 없었던 사람들은 이런 증상이 나타나면 이상하게 생각하고 병원을 찾지만 김대성 씨처럼 만성 위장병으로 고생하던 분들은 그렇지 않다. 어제오늘 나타난 증상이 아니니 대수롭지 않게 생각하기 쉽다. 또한 위암이 진행되면서 살이 급격히 빠지기도 하는데, 김대성 씨는 원래부터 잘 먹지 못해 바짝 마른 체형이다 보니 더더욱 위암을 의심하기 어려웠다.

대학병원에서 정밀 검사를 한 결과 위암 2기였다. 종양이 근육층까지 침투하고 주변 림프절 3개 이상에 전이되어 2기 중에서도 2b단계라고 했다. 그나마 다른 장기로 전이되지 않은 것이 천만다행이었다. 우선 수술로 암을 제거하고 항암치료를 하기로 했다.

"선택의 여지가 없었어요. 수술할 수 있다니 감사할 따름이었죠."

실제로 어떤 암이든 수술이 가능하다면 기뻐할 일이다. 그만큼 상태가 나쁘지 않고, 완치할 가능성이 크기 때문이다. 하지만 김대성 씨는 마냥 기뻐할 수만은 없었다. 수술이 가능하다는 것은 고마운 일이지만 워낙 기초 체력이 약해 수술 후 잘 회복할 수 있을지 걱정스러웠고, 무엇보다 이후 항 암치료를 견뎌낼 자신이 없었다.

수술은 잘 끝났다. 늘 말썽을 부리던 위였지만 그마저도 수술과 함께 사라졌다고 생각하니 허전하고 섭섭했다. 잘 먹어야 회복도 빠른데, 위가 없으니 먹는 것이 무척이나 조심스럽기만 했다. 아무리 조심해도 덤핑증후군도 종종 나타났다. 덤핑증후군은 음식물이 위에서 충분히 분해되지 못하고 소장으로 바로 내려가면서 나타나는 증상으로 오심, 구토, 복통, 현기증, 식은땀 등 다양한 형태로 나타난다.

겨우 몸을 추스른 후 항암치료에 들어갔다. 주사와 먹는 항암제를 병행했는데, 덤핑증후군으로 인한 고통은 저리 가라 할 정도로 부작용이 심각했다. 주사는 옥살리플라틴, 먹는 항암제는 TS-1이었는데, 아예 식사 자체를 못 할 정도로 고통스러웠다. 음식물을 넘기기도 전에 속이 메슥거렸고, 겨우 넘기면 오장육부가 다 뒤틀리는 듯이 아팠다. 속이 더부룩하고 포만감이 드는 정도는 차라리 애교 수준이었다.

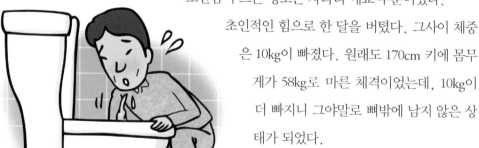

초인적인 힘으로 한 달을 버텼다. 그사이 체중은 10kg이 빠졌다. 원래도 170cm 키에 몸무게가 58kg로 마른 체격이었는데, 10kg이 더 빠지니 그야말로 뼈밖에 남지 않은 상태가 되었다.

"먹을 수는 없고, 살은 계속 빠지니 이러다 죽겠다 싶은 생각이 절로 들더라고요.

암 때문이 아니라 굶어서 죽을 것 같았어요."

날로 수척해지는 김대성 씨를 보고 주치의는 항암주사 대신 경구약으로만 항암치료를 하자고 권했다. 병원에서도 김대성 씨 상태가 항암주사와 경구약 병행 치료를 견뎌내기 어렵다고 판단한 것이다. 경구약으로만 항암치료를 하면 치료기간이 두 배로 늘어나지만 달리 방법이 없었다.

하지만 이미 몸이 많이 쇠약해진 상태라 그런지 TS-1만 복용하는데도 부작용은 크게 줄어들지 않았다. 앞이 칠흑처럼 캄캄했다. 이처럼 이도 저도 못 하는 지경에 이르자 마음까지 무너져버렸다. 무너진 마음을 비집고 우울증이 파고들어 차라리 한 번에 고통을 끝내고 싶다는 극단적인 생각까지 들었다.

그러던 어느 날 지인의 소개로 면역요법을 알게 되었다. 효과는 둘째 치고 일단 기력을 회복하고 먹을 수만 있어도 좋겠다는 마음으로 면역치료를 받기 시작했다. 신기하게도 면역치료를 받으면서 먹는 것이 조금씩 편해졌다. 통증을 조절하는 치료 덕분인지 복통도 많이 줄어들고, 구토도 덜했다. 어느 정도 식사를 하게 되면서 기력도 점차 회복했고, 체중도 2kg가량 늘었다.

"아직 항암치료를 한참 더 받아야 하지만 이제는 두렵지 않습니다. 부작용이 많이 줄고, 먹을 수 있으니 견뎌낼 수 있어요."

수술과 항암치료로 보기 안타까울 정도로 말랐지만 두 눈만큼은 맑고 편안해 보였다. 어쩔 수 없는 것은 없다. 항암치료 부작용은 어쩔 수 없이 견뎌야 하는 고통이 아니다. 좀 더 수월하게 항암치료를 받을 수 있는 방법이 있으니 너무 걱정하지 않아도 된다.

04
조금만 차가워도
죽을 것처럼
고통스러워요

■■■ 양진석 씨는 타고난 건강 체질이다. 작년에 환갑이 될 때까지 감기한번 앓은 적이 없다. 남들이 몸에 좋다는 건강식품을 챙겨 먹을 때도 '밥잘 먹으면 보약이지.'라는 생각으로 그 흔한 영양제 한번 먹지 않았다. 그만큼 건강은 자신이 있었다.

그런데 1년여 전부터 소화가 잘 안 되는 느낌이 들기 시작했다. 운동 부족인가 싶어 산책 시간을 늘리고, 시간 날 때마다 몸을 움직여주면 잠깐 좋아지는가 싶다가도 또다시 속이 안 좋기를 반복했다. 위에 문제가 있나 싶어 위내시경 검사를 받았지만 위에는 아무 이상이 없었다.

처음에는 주로 소화불량 증상이 나타났는데, 시간이 지나면서 배변에도 이상 징후가 나타났다. 생전 변비라고는 모르고 살았는데 변비가 생겨 화장실에 들어가면 20~30분은 기본으로 지나갔다. 그렇게 변비로 고생하다가도 느닷없이 설사를 하기도 했다.

변비와 설사가 반복되자 아들 녀석이 "아버지, 아무래도 대장 검사를 받아보는 것이 좋겠어요."라며 검사 날짜를 예약해 병원에 가자고 했다. 그때까지만 해도 대장암일 거라고는 생각지도 못했다. 그저 확실하게 해두자는 마음으로 검사를 받았는데, 대장암이라는 진단을 받았다. 그것도 림프절까지 전이된 대장암 3A기였다.

"괜찮아요, 아버지. 3기이기는 하지만 암세포가 점막하층에만 있고, 림프절 전이도 2개뿐이어서 수술하고 항암치료하면 된대요."

겉으로는 의연한 척하지만 내심 큰 충격을 받은 양진석 씨에게 아들은 침착하게 상황을 설명하고 용기를 북돋워주었다. 마냥 철부지일 것 같았던 아들이 어느새 아버지를 위로하고 격려할 정도로 큰 것 같아 대견했다. 그런 아들을 보고 있자니 든든했다. 대장암쯤은 거뜬히 이겨낼 수 있을 것 같았다.

수술은 아무것도 아니었다. 수술 후 통증으로 조금 고생을 하긴 했지만 그런대로 견딜 만했다. 하지만 항암치료를 시작하면서 암이 참 만만치 않은 놈이라는 것을 실감했다. 처음 사용한 항암제는 5-FU와 옥살리플라틴이었다. 둘 다 대장암에 많이 쓰는 항암제로 다른 항암제에 비해 부작용이 덜하다며 안심을 시켰다.

그런데 항암치료를 시작한 지 3일째 되는 날부터 밥 먹기가 힘들어지기 시작했다. 좀처럼 식욕이 생기지 않고, 음식 냄새만 맡아도 메스꺼웠다. 밥을 한 숟갈 뜨면 구토가 올라와 가뜩이나 밥맛이 없는데 더 밥을 먹기가 힘들었다. 도통 먹지를 못하니 체중은 자꾸 줄었다. 암과 싸우려면 체력이 받쳐줘야 하는데, 날로 기력이 없어지니 가족들의 걱정이 이만저만한 것이 아니었다.

오심과 구토는 항암제의 흔한 부작용이다. 그래서 병원에서는 아예 구토 억제제를 처방해주는데, 큰 효과가 없었다. 그렇지만 매끼 몸에 좋고 소화가 잘되는 음식을 만들어주는 아내의 정성을 봐서라도 어떻게든 먹으려고 애썼다. 그러면서 오심과 구토는 조금씩 가라앉았다.

오심과 구토만 진정되면 더 이상 부작용으로 고통받지 않을 줄 알았는데 복병이 있었다. 언제부터인지는 확실하지 않은데, 손끝이 찌릿찌릿하더니 조금만 차가운 것에 닿아도 소스라치게 놀랄 정도로 충격이 왔다. 한번은 엘리베이터를 타고 버튼을 누르다 날카로운 통증이 손끝을 타고 온몸에 전해져 깜짝 놀라기도 했다. 날이 좀 쌀쌀해서 버튼이 좀 차가웠던 모양이다. 유리나 도자기, 쇠처럼 조금만 찬 기운이 있어도 통증을 유발하니 매사 조심스러워질 수밖에 없었다.

차가운 것에 손발이 닿았을 때 전해지는 그 날카롭고 기분 나쁜 느낌은 경험해보지 않은 사람은 모른다. 날이 제법 따뜻한데도 찬물에 손가락 끝도 대지 못하는 불편함은 이루 말할 수가 없다. 차가운지 어떤지 몰라 무심코 만졌다가 화들짝 놀라면 심장이 제멋대로 쿵쾅거렸다.

항암제 치료 횟수가 늘어나면서 손발 끝이 갈라지고 색깔도 까매졌다. 통증도 통증이지만 손발이 까매지니 사람들 앞에서 손을 내놓기가 꺼려졌다. 다들 그러려니 하는데도, 때가 낀 것 같은 손이 왠지 부끄러웠다.

아는 고통이 더 무섭다고 했던가. 시간이 지날수록 양진석 씨는 항암치료를 받는 게 무서웠다. 항암주사를 맞기 며칠 전부터 은근히 스트레스가 쌓이곤 했다. 최대한 편안한 상태에서 항암주사를 맞는 것이 좋은데, 스트레스가 쌓인 상태에서 항암치료를 하다 보니 점점 힘들어지는 느낌이었다. 차라리 항암치료를 포기할까 싶은 마음이 들던 차에 같은 병실에 입원해 항암치료를 받던 환자가 귀가 번쩍 띄는 이야기를 했다.

"부작용을 줄일 방법이 있어요. 저는 항암치료를 받으면서 면역요법을 함께해요. 면역력을 키우는 치료인데, 확실히 효과가 있습니다."

부작용이 아예 없기는 바라지도 않았다. 차가운 것에 닿았을 때 화들짝 놀랄 정도로 날카로운 통증만 느끼지 않아도 살 것 같았다. 면역요법이 부

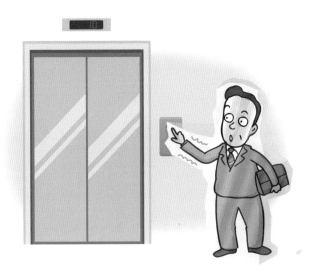

작용을 50% 정도만 줄여주어도 받을 만한 가치가 있다는 생각이 들었다.

항암치료를 끝내고 양진석 씨는 밑져야 본전이라는 마음으로 면역치료를 받아보았다. 면역약침과 비타민요법을 중심으로 다양한 치료를 받았는데 기대 이상의 효과가 있었다. 확실히 통증이 줄어든 것이다. 예전에는 조금만 차가운 느낌이 들어도 통증이 왔는데, 면역치료를 시작한 후에는 얼음처럼 아주 차갑지 않으면 그런대로 괜찮았다. 면역치료 전의 통증이 매서운 겨울바람과 같았다면 면역치료 후의 통증은 봄이 오는 길목에서 부는 조금 차갑지만 온기가 느껴지는 바람 수준이었다.

"사람이 죽으라는 법은 없네요. 진즉 면역요법을 알았다면 얼마나 좋았을까요. 하지만 지금이라도 알았으니 정말 다행입니다."

양진석 씨는 모처럼 함박웃음을 지으며 편안해했다. 면역요법과 항암치료를 병행하면서 그는 여섯 차례의 항암치료를 무사히 마칠 수 있었다. 현재 더 이상 암은 보이지 않지만 무너진 체력을 보충하고 면역력을 강화해 암이 재발하지 않도록 주기적으로 면역치료를 받는 중이다.

05

항암치료 중 **대상포진?** 설상가상이 따로 없어요

■■■■ 이제 갓 60세를 넘은 이지원 씨가 폐암을 발견한 건 우연이었다. 작년부터 어깨가 많이 아파 정형외과에 다니면서 물리치료를 받았다. 몇 달을 받았는데도 차도가 없어 MRI를 찍었는데, 어깨의 힘줄이 끊어졌다고 했다. 파열된 정도가 심해 수술이 불가피한 상황이었다.

어깨 힘줄 수술을 하려면 엑스레이를 찍어 뼈 상태도 함께 확인해야 한다. 그래서 단지 어깨 수술 결정을 위해 엑스레이를 찍었는데, 뜻밖에도 폐에서 종양의 흔적이 발견되었다. 다행히 종양의 크기는 3cm 미만이었다.

"행운이라 생각하세요. 원래 폐암은 진행이 많이 된 상태에서 발견되기 때문에 생존율이 낮은데, 환자분은 초기에 발견했으니 운이 좋은 거예요."

하지만 조직검사 결과는 충격적이었다. 몇 달 전에 받은 건강검진 결과에서 아무 이상이 없어 당연히 초기일 거라 생각했는데, 폐암 3A기라고 했다. 암 크기는 작지만 반대쪽 폐로 아주 미세한 전이가 보였기 때문이다. 담배도 피우지 않는데 웬 폐암이냐고 의사에게 물었더니 폐암 중에서 비흡연자에게 주로 생기는 '선암'이라고 했다.

처음에는 부정하고, 울고, 속상해했지만 시간이 지나면서 받아들였다. 그럴 시간에 하루라도 빨리 치료를 해야 살 수 있다는 생각으로 항암치료를 시작했다. 항암주사를 여섯 차례 맞고, 방사선치료도 33회에 걸쳐서 했다. 항암주사는 폐암 환자들에게 많이 쓰는 시스플라틴과 탁솔을 맞았다.

불행 중 다행일까? 항암치료 부작용이 무척 고통스럽다는 이야기를 귀에 못이 박이도록 들었는데, 아주 심한 편은 아니었다. 물론 항암치료 중 나타날 수 있는 부작용이 나타나기는 했다. 속이 울렁거리고 구토가 나서 식사를 하기 어렵고, 피부에 발진이 일어나고 손발톱 주위에 염증이 생겨 하루하루를 기도하는 마음으로 살았다.

4차 항암치료가 끝나자 머리카락이 뭉텅이로 빠졌다. 60세가 넘었어도 탈모로 휑해진 머리를 보는 것은 고역이었다. 예쁜 모자를 쓰고 탈모를 감춰도 왠지 모르게 허전하고 자신감도 떨어졌다. 5차 항암치료를 받으러 병원에 갔을 때는 백혈구 수치가 너무 낮아 치료를 미룰 수밖에 없었다. 다른 사람에 비해 부작용이 심한 편은 아니었지만 계속되는 항암치료에 면역력이 많이 떨어진 모양이었다. 며칠 치료를 늦춰 5차 항암치료를 받았고, 2주 후에 6차 항암치료도 무사히 받았다.

고생한 만큼 결과가 좋기를 바라며 요양 중이던 어느 날이었다. 왼쪽 겨드랑이에서 기분 나쁜 통증이 느껴졌다. 바늘로 콕콕 찌르는 것 같은 통증이었다. 처음에는 항암치료의 부작용이려니 하고 그냥 참았다. 그런데 시간이 지날수록 통증이 더 심해졌고 겁이 덜컥 났다. 혹시 겨드랑이에 암이 전이된 것은 아닌지 불안에 떨며 병원을 찾았다.

"선생님, 설마 암이 전이된 것은 아니겠지요? 그동안 항암치료도 열심히 받았는데……."

"음, 제가 피부과 전문의는 아니어서 장담할 수는 없지만 대상포진 같은데요."

통증이 극심한 겨드랑이 부분을 유심히 살피던 주치의 선생님은 대상포진을 의심했다. 한쪽 겨드랑이에서 통증이 생기고, 수포가 몇 개 보인다는 것이 이유였다. 곧바로 피부과에서 진료를 받았고 대상포진이라는 진단이 내려졌다.

대상포진 진단을 받고 나니 후회가 밀려왔다. 몇 년 전 제일 친한 친구가 대상포진에 걸려 크게 고생하면서 예방접종을 하라고 신신당부했었다.

"지원아, 나 이번에 죽다 살아났어. 통증이 장난이 아니야. 산통이 제일 극심한 통증이라 했는데, 대상포진 통증도 결코 더하면 더했지 덜하지 않아. 그러니 꼭 예방접종 해. 알았지?"

그때는 폐암에 걸릴 줄은 생각도 못 했고, 또래에 비해 젊고 건강한 편이라 친구의 조언을 한 귀로 듣고 한 귀로 흘렸다. 대상포진은 면역력과 밀접한 관련이 있다. 항암치료를 받으면 항암제의 독한 성분이 골수를 파괴하고, 잘 먹지 못하게 되니 면역력이 떨어질 수밖에 없다. 그러니 암 환자들이 대상포진에 잘 걸리는 것은 우연이 아니다.

　대상포진은 치료시기를 놓치면 수포가 사라진 후에도 후유증이 남아 고생을 많이 한다. 그나마 이지원 씨는 수포가 한두 개 올라올 때 바로 진단을 받고 치료를 시작해 비교적 치료가 잘 끝났다.

　"암이 전이된 것은 아니어서 다행이에요. 대상포진을 일찍 발견해 잘 치료한 것도 다행이고요. 암을 치료하는 것만도 벅찬데, 대상포진 후유증까지 남았으면 정말 힘들었을 거예요."

　큰 범주에서 보면 대상포진도 항암치료의 부작용이라 할 수 있다. 항암치료로 인해 면역력이 떨어졌을 때 생기기 쉬운 질병이기 때문이다. 항암치료의 부작용으로 고생하는 환자들이 대상포진의 고통까지 견뎌야 한다면 그것만큼 가혹한 일도 없다.

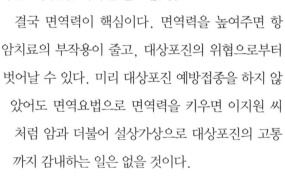

　결국 면역력이 핵심이다. 면역력을 높여주면 항암치료의 부작용이 줄고, 대상포진의 위협으로부터 벗어날 수 있다. 미리 대상포진 예방접종을 하지 않았어도 면역요법으로 면역력을 키우면 이지원 씨처럼 암과 더불어 설상가상으로 대상포진의 고통까지 감내하는 일은 없을 것이다.

06

영원히 **머리카락**이
나지 않으면
어쩌죠?

■■■ "요즘은 항암제가 많이 좋아져 머리가 안 빠진다면서요?"

탈모는 항암치료 중 흔히 나타날 수 있는 부작용이다. 탈모보다 훨씬 고통스럽고 견디기 힘든 부작용이 많지만 탈모에 유독 신경 쓰는 분이 의외로 많다. 특히 여성들은 더욱 그렇다. 자궁내막암 진단을 받은 정희순 씨도 예외는 아니었다.

50대 중반인 정희순 씨는 약 1년 전부터 가끔 질에서 피가 비쳤다. 생리가 완전히 끊긴 상태가 아니어서 대수롭지 않게 생각했다. 1~2일 정도 팬티에 살짝 피가 묻는 정도였기 때문에 폐경의 전조증상쯤으로 여겼다. 그게 화근이었다. 처음 부정출혈이 있을 때 검사를 받아보았으면 좋았으련만 1년이 지나서야 병원을 찾으니 암이 많이 자라 이미 자궁 밖까지 퍼진 상태였다. 게다가 암 크기도 커서 수술을 하기도 어려웠다. 그래서 방사선치료와 항암치료를 먼저 한 다음 수술을 하자고 하니 대뜸 '탈모'부터 걱정한 것이다.

정희순 씨의 말대로 요즘 항암제는 예전보다 많이 좋아졌다. 특히 암세포만 골라 죽이는 표적 치료제는 부작용이 거의 없거나 나타나도 예전처럼 견디지 못할 정도로 심하지 않다. 하지만 자궁내막암에 주로 사용하는 시스플라틴과 5-FU 항암제는 개인차가 있기는 하지만 탈모를 동반한다.

"머리가 빠질 수는 있는데 크게 걱정하실 정도는 아니에요."

항암치료를 담당하는 의료진은 정희순 씨를 안심시켰고, 머리가 몽땅 빠진다 해도 치료를 포기할 수는 없는 노릇이라 항암치료를 시작했다. 방사선치료는 거의 매일 받았고, 항암주사는 1~2주에 한 번씩 맞았다. 다행히 효과가 있었다. 항암치료를 하면서 암 크기가 많이 줄어 수술이 가능해졌다.

수술은 잘 끝났다. 비록 자궁은 물론 자궁 주변 조직, 양쪽 난소와 난관까지 모두 절제했지만 암은 깨끗하게 사라졌다. 결과가 좋으니 일단 정희순 씨도 안도하고 좋아했다.

하지만 머리카락이 문제였다. 1~2차 항암치료를 할 때까지만 해도 별로 머리가 많이 빠지지 않았는데, 3차부터 눈에 띄게 빠지더니 결국 다 빠져버렸다. 머리가 빠진 후 정희순 씨는 잠시도 모자를 벗지 않았다. 병원에 진료를 받으러 갈 때는 물론 집에 있을 때, 심지어는 잠을 잘 때도 모자를 벗지 않으려 했다.

"항암치료가 끝났으니 머리는 다시 자라겠죠?"

당연히 그렇다. 항암제는 암세포뿐만 아니라 암세포처럼 빨리 자라는 모낭세포까지 죽이기 때문에 머리카락이 빠진다. 그러니 더 이상 항암제를 투여하지 않으면 모낭세포가 다시 회복되면서 머리가 자란다. 보통 항암치료를 마친 3개월 후부터 서서히 머리카락이 자라 1년쯤 되면 짧은 머리 수준으로 자란다.

그런데 어찌된 일인지 정희순 씨는 6개월이 지나도 머리카락이 자랄 기미가 보이지 않았다. 시간이 지날수록 마음이 초조해졌다.

"사실 자궁을 들어낸 것도 속상해요. 어차피 폐경이 되긴 했지만 그래도 자궁이 없으니 아랫배가 텅 빈 것처럼 허전하고, 여자로서의 삶은 끝났다는 생각에 서글프기만 해요. 그런데 머리카락까지 없으니 정말 우울해요. 머리카락이 나긴 나겠지요?"

정희순 씨의 우울감은 깊어 보였다. 똑같은 항암제를 투여해도 사람마다 나타나는 부작용이 다르고, 강도의 차이가 있다. 탈모도 그렇다. 사람마다 머리카락이 나기까지 걸리는 시간이 다를 수밖에 없다. 하지만 남들보다 눈에 띄게 회복 속도가 더디면 속이 상하는 것은 당연하다.

"조금이라도 머리카락이 빨리 나게 하는 방법은 없을까요?"

정희순 씨는 간절한 눈빛으로 물었다. 물론 방법은 있다. 머리카락도 몸이 건강할 때 잘 자란다. 면역체계가 정상적으로 잘 작동하고, 충분한 영양을 섭취하면 항암제에 손상되고 죽었던 모낭세포가 되살아난다. 그러면서 자연스럽게 머리카락이 자란다.

여성들뿐만 아니라 남성들도 탈모로 인한 스트레스는 엄청나다. 그런데 너무 스트레스 받지 않아도 된다. 모든 부작용이 다 그렇지만 탈모 역시 지나가는 과정일 뿐이다. 항암치료로 영원히 탈모가 지속되는 일은 결코 없다. 하지만 운명처럼 부작용을 받아들이고, 아무것도 하지 않은 채 저절로 물러가기를 기다리는 것은 바람직하지 않다. 방법이 없다면 모를까, 부작용으로 고통받는 시간을 최대한 줄이고, 가능한 한 빨리 부작용의 흔적을 지우는 것은 중요하다.

정희순 씨는 하루라도 빨리 머리카락이 나기를 바라는 마음으로 면역치료를 시작했다. 놀랍게도 면역치료를 시작한 지 한 달쯤 지나면서부터 반들반들하던 두피에 까만 점처럼 머리카락이 보였다. 새싹이 돋는 것처럼

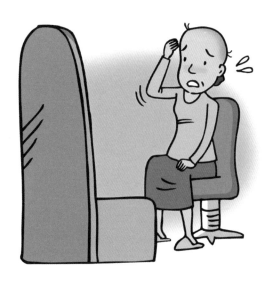

두피를 뚫고 나오는 머리카락을 보면서 정희순 씨는 안도했다. 면역력이 좋아지고 마음이 편해져서인지 이후부터는 하루가 다르게 머리카락이 자랐고, 몇 달이 지나자 단발 스타일을 낼 수 있을 정도가 됐다.

"이제 정말 암과 헤어진 느낌이에요."

무성해진 머리카락을 만지며 정희순 씨가 말했다. 그런 정희순 씨를 보면서 단지 암으로부터 목숨을 구하는 것이 전부가 아니라는 것을 확인했다. 삶의 질이 담보되어야 비로소 행복해질 수 있는데, 그러려면 면역력은 더욱 중요하다. 면역력이 좋아야 삶의 질이 높아지고 암도 재발하지 않을 수 있기 때문이다.

Part 02

암 종류에 따라 항암제도, 부작용도 조금씩 다르다

01

항암제도
진화한다

■■■ 암처럼 생명력이 강하고 잘 번식하는 세포는 드물다. 면역력이 강할 때는 조용히 숨죽이고 있지만 면역력이 약해지면 그 틈을 비집고 들어와 자리를 잡고 세력 확장을 시작한다. 일단 어느 정도 세력을 키우면 어지간해서는 죽지 않는다. 끈질기게 살아남을 뿐만 아니라 영역을 늘려가며 끊임없이 자신의 복제품을 만들어낸다. 암이 발생하면 시간이 지날수록 점점 크기가 커지고, 발생 부위가 아닌 다른 곳으로 거침없이 질주한다.

항암제가 개발되기 전까지는 이런 지독한 암세포를 없애는 유일한 방법이 '수술'이었다. 하지만 수술로 암을 제거해도 완치되는 확률은 그리 높지 않았다. 암이 다른 곳으로 전이되지 않았다 해도 눈에 보이지 않는 암세포까지 완벽하게 없애기가 쉽지 않았기 때문이다. 혹시라도 암세포를 놓치지 않기 위해 암이 없는 부위까지 여유 있게 제거해도 결과는 크게 다르지 않았다.

이런 수술의 한계를 극복할 수 있게 해준 것이 '항암제'다. 항암제는 암세포를 죽이는 약물이라 이해하면 된다. 항암제가 혈관을 타고 돌아다니면서 암세포를 죽이기 때문에 수술 후 미처 제거하지 못한 암세포를 없애거나 수술이 불가능했던 환자들도 암세표를 이길 수 있는 가능성이 커졌다.

다만 항암제는 독한 암을 죽일 수 있는 약물인 만큼 부작용이 심하다. "거의 죽다 살아난다."는 말이 결코 과장이 아닐 정도로 많은 암 환자가 고통을 감내하며 항암치료를 받는 것이 사실이다.

다행히 의학이 발전하면서 항암제도 눈부신 발전을 거듭하고 있다. 아직 갈 길이 멀지만 부작용은 줄이면서 효과적으로 암세포를 없앨 수 있는 항암제가 개발되었고, 지금도 더 나은 항암제를 개발하기 위한 연구가 활발하게 진행되고 있다. 언젠가는 부작용 걱정하지 않고 항암치료를 받을 수 있는 날이 올 것이라 기대한다.

1세대 항암제, 세포 독성 항암제

암을 치료하기 위해 항암제를 사용하기 시작한 것은 생각보다 오래되지 않았다. 1960년대에 암을 억제하는 효과가 검증된 항암제들이 개발되었으니 길게 잡아도 60년이 채 안 된다.

항암제는 치열한 전쟁터에서 태어났다고 해도 과언이 아니다. 제2차 세계대전이 터졌을 때다. 제1차 세계대전 당시 영국과 독일은 독가스를 사용했다. 여러 독가스 중 가장 치명적인 독가스는 '황산겨자(sulphur mustard)'로 만든 '겨자가스'다. 이 독가스는 수포제의 일종으로, 사람의 피부에 닿으면 마치 화상을 입은 것처럼 피부가 벌겋게 부풀거나 벗겨지고 커다란 물집이 생긴다. 노출 부위가 작으면 당장 생명을 잃지는 않지만 많이 노출되면 피부가 타들어 가는 듯한 고통이 따르고 자칫 목숨을 잃을 수도 있을 정도로 위험한 독가스다.

사람을 해치기 위해 만든 이 겨자가스가 항암제의 전신이다. 제2차 세계대전이 한창일 때 미국 군의관들은 겨자가스에 노출된 병사들을 치료하던 중 우연히 겨자가스가 피부에만 영향을 미치는 것이 아니라 골수와 림프조직을 망가뜨린다는 것을 발견했다.

"그렇다면 겨자가스를 백혈병이나 림프암을 치료하는 데 사용할 수 없을까?"

겨자가스의 독성을 역이용한 암 치료에 생각이 미친 의사들은 림프암에 걸린 쥐를 대상으로 실험했다. 결과는 놀라웠다. 겨자가스를 딱 두 번 주사했는데 림프암이 나았다. 실험 결과에 고무된 연구진은 더 이상 방법이 없어 죽을 날만 기다리는 림프암 환자에게 10일 동안 겨자가스를 주사했고, 역시 거짓말처럼 암이 나았다. 하지만 주사를 끊은 지 한 달 만에 암이 재발했고, 독성이 너무 강해 골수가 완전히 망가져 석 달 만에 저세상으로 가고 말았다.

　비록 실패로 끝났지만 이는 항암제 개발의 포문을 열어준 중요한 계기가 되었다. 제2차 세계대전이 끝나기 전인 1942년, 또 한 번 67명의 암 환자를 대상으로 임상시험을 했지만 역시 부작용이 심해 도저히 항암제로 사용할 수 없다는 결론을 내리고 연구를 접었다.

　전쟁이 끝난 후 전쟁 당시 화학무기로 겨자가스를 연구하던 병리학자 로즈(Cornelius P. Rhoads)가 사업가의 지원을 받아 연구소를 세운 후 본격적으로 항암제 연구를 시작했다. 1995년까지 약 7년 동안 식물 2천 종을 샅샅이 뒤져 항암물질을 찾았고, 국가의 지원을 받아 50만 종 이상의 합성물과 식물을 대상으로 연구해 약 30여 종의 항암물질을 찾아냈다. 새로운 항암물질을 찾으려는 노력과 더불어 겨자가스를 이용한 최초의 항암제 '머스틴(mustine)'의 독성을 중화시키려는 노력도 병행했다. 그런 노력 덕분에 1950년대에 클로람부실, 멜팔란, 사이클로포스파마이드와 같은 항암제가 탄생할 수 있었다.

　항암제의 역사에서도 알 수 있듯이 항암제는 기본적으로 '독'이나 마찬가지다. 최초의 1세대 항암제를 '세포 독성 항암제'라 부르는 것도 이 때문이다. 좀 더 쉽게 설명하면 독으로 암세포를 죽이는 약물이라 할 수 있다.

　암세포는 그 어떤 세포보다도 빠르게 분열하면서 증식한다. 이를 역이용한 것이 세포 독성 항암제다. 빠르게 세포 분열을 하는 암세포의 DNA를 직접적으로 공격해 복제할 수 없게 만들거나 암세포의 대사 경로에 관여해 세포 분열을 방해한다.

　문제는 빠르게 세포 분열을 하는 것이 암세포만이 아니라는 데 있다. 백혈구를 만드는 골수, 점막, 머리카락 등과 같은 정상 세포도 빨리 자란다. 항암제는 암세포와 정상 세포를 구분하지 못하기 때문에 항암제를 투여하면 암세포만이 아니라 정상 세포까지 죽이게 되는 것이 큰 문제다.

항암치료를 할 때 흔히 일어나는 부작용 중의 하나가 '탈모'다. 이는 항암제가 암세포뿐만 아니라 머리카락을 자라게 하는 모낭세포를 공격해 죽이기 때문에 일어나는 증상이다. 또한 항암제는 백혈구, 적혈구, 혈소판 등을 만드는 골수를 망가뜨리기 때문에 백혈구와 적혈구, 혈소판 수치가 감소하고, 빈혈이 생기기도 한다. 항암제의 공격 대상이 되는 점막이 손상돼 구내염, 복통, 설사 등의 부작용도 종종 일어난다.

처음 세포 독성 항암제를 사용할 때는 한 가지 항암제를 단독으로 사용했다. 강력한 항암제를 투여하면 암세포를 완전히 사라지게 만들 수 있을 거라 생각했기 때문이다. 하지만 기대와는 달리 암세포가 줄지 않거나 더 많아지는 문제가 생기면서 최근에는 동일 종양에 효과가 있다고 검증된 항암제를 복합적으로 투여하는 추세다.

항암제가 효과가 있으려면 암세포가 민감하게 반응해야 한다. 일단 반응 면에서는 단독으로 항암제를 사용했을 때보다 여러 항암제를 복합적으로 투여했을 때 더 좋다. 그만큼 암세포가 소멸될 가능성도 큰데, 각 항암제의 독성이 한꺼번에 나타날 수 있다. 예를 들어 주로 위장 장애를 일으키는 항암제가 있는가 하면, 피부나 골수, 신경에 부작용이 나타나는 항암제도 있는 등 항암제별로 주로 나타나는 부작용이 조금씩 다르다. 여러 항암제를 투여했을 경우 각각의 부작용 또한 복합적으로 나타날 수 있다는 얘기다.

항암치료는 언제, 어떤 목적으로 할까?

비록 부작용이 많기는 해도, 항암제가 발달하면서 전에는 항암치료가 불가능해 손 놓고 있어야 했던 많은 암 환자가 희망을 품게 된 것이 사실이다. 흔히 항암치료는 수술 후 혹시라도 남아 있을 암세포를 없애고 재발을 막기 위한 보조 치료라고 알고 있는 분이 많은데, 항암치료의 적용 범위는 훨씬 더 넓다. 항암치료는 크게 다음 4가지로 구분할 수 있다.

① 선행 항암화학요법(선행 항암치료)

암이 너무 커서 수술이 어려운 경우가 있다. 이때 항암치료를 먼저 해 암 크기를 줄인 다음 수술을 하면 암을 완전히 없앨 가능성이 커진다. 암이 여러 개일 때도 항암치료를 먼저 할 수 있다.

② 근치적 항암화학요법(근치적 항암치료)

백혈병, 림프종은 항암치료만으로도 완치할 수 있는 암이다. 암을 완전히 없앨 목적으로 시행하는 항암치료다.

③ 보조적 항암화학요법(보조적 항암치료)

아무리 수술을 잘해도 눈에 보이지 않는 암세포까지 없애기는 쉽지 않다. 암세포는 생명력이 강해 단 하나의 세포만으로도 순식간에 암 덩어리로 성장할 수 있다. 따라서 수술로 암을 제거한 후 눈에 보이지 않는 미세암을 제거해 재발하지 않도록 항암치료를 많이 한다.

④ 고식적 항암화학요법(고식적 항암치료)

암이 재발하거나 전이되면 완치가 힘들다. 그러나 완치가 어렵다는 것이 곧 죽음을 의미하지는 않는다. 암세포가 존재해도 충분히 생명을 연장하고 증상을 완화시킬 수 있다. 비록 암세포를 100% 없애지 못하고 20%, 50%만 없앴다 해도 암으로 인한 고통이 한결 줄고, 생명 연장이 가능하다.

정상 세포는 그대로 두고
암세포만 공격하는 '표적 치료제'

강한 적과 싸워 이기려면 어느 정도 아군의 피해를 감수할 수밖에 없다. 전력을 다해도 이기기 어려운 적을 상대로 피 한 방울 흘리지 않고 승리를 거머쥔다는 것은 거의 불가능한 일이다. 암은 우리 몸이 건강을 지키기 위해 싸워야 할 수많은 적 중 가장 강하고 두려운 적에 속한다. 그런 적과 싸우려다 보니 독성이 강한 물질을 사용해야 하고, 그러다 보니 아군인 정상 세포까지 다치는 불상사가 일어나곤 한다.

어떻게 하면 아군의 피해를 최소화하면서 적을 물리칠 수 있을까? 오랫동안 수많은 의학자가 방법을 찾기 위해 고민했다. 현재 암 환자에게 주로 사용하는 '세포 독성 항암제'도 수십 년 동안 임상경험이 쌓이면서 많이 발전한 것이다. 기본적으로 세포 독성 항암제는 독으로 암세포의 DNA를 공격해 세포 분열을 막고, 암세포가 돌아다니는 길목을 차단해 번식하지 못하게 하는 것이다. 그런데 암세포만 공격하면 좋으련만 암세포와 비슷하게 빨리 자라는 정상 세포(골수세포, 머리카락, 위장관 상피세포 등)를 구분하지 못하는 것이 문제다.

세포 독성 항암제의 한계를 극복하기 위해 개발한 것이 '표적 치료제'다. 똑같이 성장 속도가 빠르더라도 암세포만의 표적 물질이 있다면 정상 세포는 그대로 두고 암세포만 공격할 수 있다. 이런 가정에서 의학자들은 암세포에만 존재하는 표적 물질을 찾기 시작했고, 일부 암에서 문제의 표적 물질을 찾아냈다. 암세포를 활성화시키는 이 표적 물질에 대한 항체를 만들어 무력화시키거나 신호전달차단 물질을 이용해 다른 곳으로 퍼지지 않도록 하는 것이 표적 치료제다.

지금까지 발견된 표적 물질은 'HER2[1](인간상피세포증식인자수용체2)'와 'EGFR[2](상피성장인자수용체)', 'VEGF[3](혈관내피성장인자)' 등이다. HER2라는 유전자 단백질은 유방암 환자의 15~30%에서 나타나는 것으로 알려져 있다. HER2에 작용하는 표적 치료제가 나오기 전에는 예후가 좋지 않았다. 하지만 표적 치료제가 나온 후에는 정상 세포는 최대한 손상시키지 않으면서 암세포를 집중적으로 없앨 수 있다. HER2가 양성일 때 사용할 수 있는 표적 치료제는 '트라스투주맙(상품명:허셉틴)'이다. 허셉틴을 사용하면 유방암의 진행이 늦춰지고, 항암제에 대한 반응은 대부분 높아진다.

또 다른 표적 물질인 EGFR은 폐암 환자에게서 많이 나타난다. EGFR(Epidermal Growth Factor Receptor)은 세포 내에 자극을 전달하는 중요한 수용체 단백질이다. 이 단백질 유전자가 어떤 이유에서든 변형되어 있으면 암이 발생했다고 유추할 수 있다. 일반적으로 EGFR은 비흡연자에게 많이 생기는 폐암인 선암 환자들에게서 많이 발견된다. 다행히 제피티닙(상품명:이레사)이나 엘로티닙(상품명: 타세바)과 같은 EGFR 표적 물질에 대한 치료제가 개발된 상태고, 잘 반응해 치료효과도 좋은 편이다.

VEGF(Vascular Endothelial Growth Factor)는 혈관 내피 세포에 작용해 세포를 증

---

[1] Human Epidermal growth factor Receptor type2

[2] Epidermal Growth Factor Receptor

[3] Vascular Endothelial Growth Factor

식시키거나 신생 혈관을 빨리 만들라고 부추기는 당단백질이다. 대장암, 직장암, 유방암, 폐암 등 비교적 다양한 암 환자에게서 발견되는 표적 물질이다. 이 표적 물질에 대한 치료제는 베바시주맙(상품명: 아바스틴)으로 전이성 대장암, 직장암, 유방암, 폐암에 효과가 입증된 상태다. 항암제와 함께 표적 치료제를 투여했을 때 생존율이 증가한 연구 결과가 많다.

표적 치료제는 정상 세포는 손상시키지 않고 암세포에만 존재하는 물질이나 경로만을 표적으로 삼는 항암제여서 확실히 세포 독성 항암제보다는 부작용이 적은 편이다. 그렇다고 부작용이 전혀 없는 것은 아니다. 골수가 손상돼 백혈구, 적혈구 수치가 떨어지고, 탈모, 구토, 복통 등 세포 독성 항암제를 투여했을 때 많이 나타나는 부작용은 많이 줄었지만 표적 치료제의 종류에 따라 발진, 설사 등의 부작용이 발생할 수 있다.

주사로 투여하지 않고 먹는 항암제

항암제를 투여한다고 하면 일반적으로 정맥주사를 떠올리기 쉽다. 실제로 많은 경우 항암치료를 할 때 정맥에 주삿바늘을 꽂고 링거를 맞을 때처럼 짧게는 수십 분에서 길게는 며칠에 걸쳐 항암제를 맞는다. 처음 항암치료를 할 때는 거의 대부분 정맥주사로 항암제를 투여했지만 지금은 투여방법이 다양해졌다. 여전히 정맥주사를 이용해 많이 투여하지만 필요에 따라 복강 내에 투여하거나 동맥을 통해 투여하기도 한다. 척수나 심지어 뇌에 있는 공간인 뇌실에 항암제를 투여할 때도 있다.

하지만 복강 내, 동맥, 척수나 뇌실에 항암제를 투여하는 경우는 아직까지는 극히 드물다. 항암제 대부분이 정맥을 통한 투여만 가능하기 때문이다. 일반적으로 정맥 투여를 할 때는 예상되는 투여시간, 투여의 복잡성, 약제의 종류와 수액제, 항생제 투여의 필요성, 환자의 삶의 질 등을 모두 고려해 신중하게 선택해야 한다.

그럼에도 가끔 정맥 투여로 인해 위험한 상황이 발생할 수도 있다. 예를 들어 정맥 투여를 하는 동안 항암제가 깔끔하게 혈관 안으로 들어가지 못하고 혈관 밖으로 새기도 한다. 그러면 피부가 손상되거나 감염 및 혈전성 합병증이 생겨 최악의 경우 환자가 사망할 수도 있다.

이에 좀 더 간편하게 항암제를 투여할 방법을 고민하다 만든 것이 '먹는 항암제'다. 감기약을 먹듯이 하루 한 번 혹은 두 번 복용하면 되니 그 어떤 투여 방법보다 간단하고 편하다. 이미 많은 항암제가 먹는 형태로 나와 있다.

대부분의 암에 기본적으로 사용하는 항암제 중 하나가 '5-플루오로우라실(5-FU) 주사제'다. 이는 암세포의 대사를 억제해 암세포가 증식하거나 복제하지 못하도록 하는 항암제로 주사제 형태가 기본이다. 이 항암제를 먹는 형태로 만든 것이 '카페시타빈(상품명:젤로다)'과 'TS-1' 등이다.

확실히 먹는 항암제는 단순하고 간편하다. 하지만 소화, 흡수 기능이 좋지 않으면 복용하기가 쉽지 않다는 한계가 있다. 또한 주사제의 형태를 개선한 것일 뿐 부작용은 여전히 존재한다. 다양한 암을 치료하는 과정에서 먹는 항암제를 복용하는 환자가 많은데, 호소하는 부작용의 종류와 강도는 정맥 투여를 할 때에 비해 결코 가볍지 않다.

면역세포를 공격수로 암을 치료하는
면역항암제

몸이 건강할 때는 어지간한 바이러스나 세균이 침투해도 병이 나지 않는다. 우리 몸에 존재하는 면역세포가 해가 되는 바이러스나 세균을 공격해 없애주기 때문이다. 이런 면역세포의 기능을 이용해 암을 치료하는 것이 '면역항암제'다.

원래 면역세포는 암세포를 없앨 수 있어야 한다. 면역세포는 백혈구, 림프구, 자연살해 세포(NK세포), 세포독성 T세포 등 여러 종류가 있다. 그중에서도 세포독성 T세포는 암세포와 같은 돌연변이 세포를 발견하면 적으로 간주해 공격하는 대표적인 면역세포다. 하지만 암세포는 마치 암세포가 아닌 것처럼 자신을 숨겨 면역세포의 공격을 피할 수 있는 능력이 있다. 우리 몸에는 면역 체크포인트 단백질(PD-1, PD-L1, CTLA-4)이 있는데, 세포에 이 단백질이 있으면 면역세포가 공격하지 않는다. 암세포는 이 단백질을 전면에 내세워 공격을 피하고 살아남는다.

암세포의 속임수에 넘어가지 않고 면역세포가 원래의 제 기능을 할 수 있도록 면역세포를 최대한 강하게 만들어주는 것이 면역항암제다. 주로 면역세포의 공격을 무력화시키는 면역 체크포인트 단백질을 찾아 마비시켜 면역세포가 속지 않고 암세포를 공격할 수 있도록 돕는 역할을 한다.

면역항암제는 정상 세포는 그대로 두고, 면역세포가 암세포만 공격해 없애도록 하기 때문에 부작용이 거의 없다. 치료효과도 환자와 잘 맞으면 아주 뛰어난 것으로 알려져 있다. 면역항암제가 주목받게 된 데는 지미 카터

미국 전 대통령의 사례가 한몫을 했다. 흑색종을 앓던 지미 카터는 2015년 뇌종양으로 전이되었을 때 면역항암제를 투여했는데, 4개월 만에 암이 완치됐다.

하지만 아직 갈 길이 멀다. 우선 진행성 흑색종, 폐암, 림프종, 신세포암, 방광암 등에서는 면역항암제의 효과가 밝혀졌지만 이 외 다른 암에 대해서는 명확하지 않다. 사람에 따라 효과 차이가 크다는 것도 아쉬운 대목이다. 면역항암제가 잘 맞는 환자는 완치를 기대할 수 있을 정도로 효과가 좋지만 잘 듣지 않는 사람은 아무 효과가 없다. 안타깝게도 아직은 잘 맞는 사람보다 그렇지 않은 사람이 훨씬 많다.

그렇다고 실망하기에는 이르다. 모든 약은 시간이 지날수록 발전하기 때문이다. 면역항암제도 현재 수많은 제약회사에서 연구하고 있으니 가까운 미래에 보다 많은 암에 적용할 수 있고, 많은 사람이 효과를 볼 수 있을 것으로 기대한다.

02
위암에 많이 쓰는 항암제와 대표적인 부작용

■■■ 한국인들이 유독 잘 걸리는 암 중 하나가 위암이다. 2000년대 초반까지만 해도 위암 발생률이 전체 암 중 1위를 차지했다. 워낙 한국인이 위암에 취약하다 보니 위암을 예방하기 위한 노력을 꾸준히 한 결과 불명예스러운 1위 자리는 다른 암에게 넘겨주었지만 여전히 발생률은 최상위권이다. 2016년 통계청 발표에 따르면 위암 발생률이 갑상샘암에 이어 2위를 차지한 것으로 나타났다. 위암은 인구 10만 명당 발생 환자가 58.8명으로, 1위인 갑상샘암의 60.7명과 불과 2명 정도밖에 차이가 나지 않는다.

발생률 못지않게 사망률도 높은 편이다. 위암을 조기에 발견하려는 노력과 의학기술의 발달로 사망률이 계속 떨어지는 추세지만 사망률 역시 전체 암 중 상위권에 속한다. 2016년 통계청 자료에 따르면 10만 명당 사망 환자 수는 16.7명으로 폐암 34.1명, 간암 22.2명 다음으로 사망률이 높았다.

그렇다고 지나치게 두려워할 필요는 없다. 조기에 발견하면 항암치료를 받지 않고 수술로 암만 제거해도 얼마든지 완치할 수 있고, 진행성 암이라도 얼마든지 효과적으로 치료할 방법이 많기 때문이다. 또한 비록 아직까지 사망률이 3위로 높은 편이지만 5년 생존율은 점점 높아지는 추세로, 2010~2014년 평균 위암 생존율이 74.4%에 달한다. 조기에 발견하면 95.9%까지 올라가므로 크게 걱정하지 않아도 된다.

위암의 5년 생존율 추이(보건복지부 중앙암등록본부, 2016년 12월 발표)

	1996~2000년	2001~2005년	2006~2010년	2011~2014년
남녀 전체	46.6%	57.7%	68.1%	74.4%
남	46.9%	58.4%	68.8%	75.3%
여	46.0%	56.4%	66.8%	72.7%

위암의 병기 구분과 치료방법

위벽은 4개 층으로 이루어져 있는데 위 안쪽부터 점막층, 점막하층, 근육층, 장막층으로 구분한다. 보통 위암은 맨 안쪽 층인 점막층에 생겨 밑으

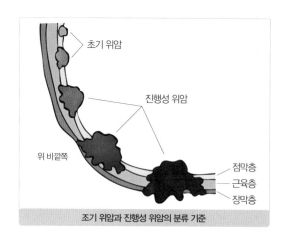

초기 위암

진행성 위암

위 바깥쪽

점막층
근육층
장막층

조기 위암과 진행성 위암의 분류 기준

로 뿌리를 내리고, 아주 심하면 위벽을 뚫고 다른 장기로 전이된다.

또한 우리 몸에는 림프절이라는 것이 있다. 목감기에 걸리면 목에 동그란 혹 같은 것이 만져지는데 바로 이것이 림프절이다. 다른 말로 임파선이라고도 하는데, 주로 바이러스와 세균을 비롯해 우리 몸에 해가 되는 이물질을 걸러주는 면역기관이다.

위암의 병기는 암세포가 위벽 어느 층까지 침범했는지, 면역기관인 림프절까지 얼마나 전이되었는지, 위를 벗어나 다른 장기까지 전이되었는지를 따져 구분한다. 병기에 따라 치료방법이 결정되므로 정확한 병기를 파악하는 것이 중요하지만 그리 쉽지만은 않은 것이 사실이다.

일단 위암이 1기일 때는 수술만으로도 완치가 가능하다. 1기는 암이 점막이나 점막하층에 국한되어 있거나 더 진행되어 근육층까지 침범했어도 림프절과 원격 전이가 없는 경우다. 림프절 전이가 있어도 6개 이하이고, 점막하층에 국한되어 있어도 항암치료 없이 수술만으로 암을 없앨 수 있다.

하지만 일단 2기로 진행되면 항암치료는 불가피하다. 2기부터는 대부분 수술과 항암치료를 병행한다. 수술로 먼저 암을 절제하고 항암치료를 할 수도 있고, 암이 너무 크거나 림프절 및 원격 전이가 많이 된 경우에는 항암치료를 먼저 해 암의 크기를 줄이거나 전이를 최대한 없앤 다음 수술을 하기도 한다. 다른 장기로까지 암이 전이된 4기의 경우 아예 수술이 불가능해 항암치료로 최대한 진행을 늦추는 것이 최선일 수도 있다.

병기 구분	상태	치료방법
1A기	암이 점막과 점막하층을 침범하고 림프절 및 원격 전이는 없다.	수술
1B기	① 점막과 점막하층을 침범하고 1~6개의 림프절 전이가 있고, 원격 전이는 없다. ② 근육층까지 침범했지만 림프절 및 원격 전이는 없다.	
2기	① 점막과 점막하층까지 침범하고 7~15개의 림프절 전이가 있고, 원격 전이는 없다. ② 근육층까지 침범하고 1~6개의 림프절 전이가 있고, 원격 전이는 없다. ③ 장막층까지 침범했지만 림프절 및 원격 전이는 없다.	수술 + 항암치료 (수술 후 항암치료 혹은 항암치료 후 수술)
3A기	① 근육층까지 침범하고 7~15개의 림프절 전이가 있고, 원격 전이는 없다. ② 장막층까지 침범하고 1~6개의 림프절 전이가 있고, 원격 전이는 없다. ③ 주변 장기까지 침범하고 림프절 및 원격 전이는 없다.	
3B기	장막층까지 침범하고 7~15개의 림프절 전이가 있고, 원격 전이는 없다.	
4기	① 주변 장기까지 침범하고 1~6개의 림프절 전이가 있고, 원격 전이는 없다. ② 점막과 점막하층까지 침범하고 16개 이상 림프절 전이가 있고, 원격 전이는 없다. ③ 근육층까지 침범하고 16개 이상 림프절 전이가 있고, 원격 전이는 없다. ④ 장막층까지 침범하고 16개 이상 림프절 전이가 있고, 원격 전이는 없다. ⑤ 주변 장기까지 침범하고 7~15개의 림프절 전이가 있고, 원격 전이는 없다. ⑥ 주변 장기까지 침범하고 16개 이상 림프절 전이가 있고, 원격 전이가 있다.	항암치료

부작용만큼이나 힘든
덤핑증후군

위암이 아주 초기일 때는 위를 전부 절제하지 않고 일부를 남겨놓을 수 있다. 한국인들의 경우 주로 위 아래쪽에 암이 많이 발생하는데, 이런 경우 위의 아랫부분을 2/3 절제하고, 위쪽 1/3을 남긴다. 만약 위 중간에 암이 발생했다면 위를 3등분했을 때 중간 1/3을 절제하고 위쪽과 아래쪽을 연결한다.

이렇게 위를 조금이라도 남겨둘 수 있다면 아주 행복한 상황이다. 조기 위암에 해당하는 1기에도 불가피하게 위를 전부 절제해야 하는 경우가 있고, 2기 이상이면 거의 대부분 위를 모두 절제해야 하기 때문이다. 위를 일부라도 남겨놓을 수 있으면 수술 후 감당해야 하는 후유증이 덜하다.

위암 환자들이 수술 후 흔히 겪는 증상 중 '덤핑증후군'이라는 것이 있다. 보통 음식물을 섭취하면 식도를 통해 위로 간 다음 위에서 충분히 소화를 시킨다. 위가 수축과 이완을 반복하면서 음식을 아주 잘게 부순 다음 소장으로 보내는 것이다. 그런데 수술 후 위가 없으면 식도를 통과한 음식이 바로 소장으로 넘어가면서 심장이 빨리 뛰고 식은땀이 나면서 복통, 메스꺼움, 현기증 등이 나타난다. 이런 증상을 통틀어 '덤핑증후군'이라 한다. 위암 수술 후 덤핑증후군을 피하기는 힘들지만 그래도 위가 일부라도 남아 있으면 위에 조금 머물다가 소장으로 넘어가니 덤핑증후군의 강도가 약하게 나타난다.

덤핑증후군은 식후 20~30분 뒤에 나타나기도 하고, 2~3시간 지난 후에 나타나기도 한다. 전자를 조기 덤핑증후군, 후자를 후기 덤핑증후군이라 부른다. 둘 다 일단 증상이 나타나면 30~40분간 지속돼 여간 고통스러운 것이 아니다. 또 수술한 지 얼마 안 돼 덤핑증후군이 나타나기 때문에 환자들이 수술이 실패했거나 암이 재발한 것으로 오해하고 불안해하는 경우가 많다.

덤핑증후군은 위암 수술 후 나타날 수 있는 자연스러운 현상이다. 시간이 지나면 자연스럽게 없어지기도 하고, 식사방법을 바꾸거나 약물의 도움

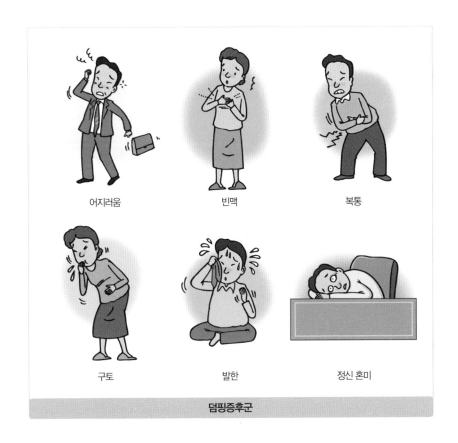

어지러움

빈맥

복통

구토

발한

정신 혼미

덤핑증후군

을 받으면 증상이 호전되기는 하지만 그렇다고 가볍게 넘길 문제만은 아니다. 위암 수술 후 빨리 회복하려면 잘 먹어야 하는데, 덤핑증후군으로 고생하면 식사를 잘 못 해 영양 부족 상태가 되기 쉽다. 그런 데다 항암치료를 시작하면서 부작용이 더해지면 고통이 더 심해지고 기력이 더 떨어져 회복이 더디고 삶이 질이 떨어지니 적극적인 대응이 필요하다.

위암에 주로 쓰는 항암제

수술로 암세포를 모조리 없앨 수 있다면 그것만큼 확실하게 암을 치료할 방법도 없다. 실제로 수술할 때는 처음 암이 발생한 부위는 말할 것도 없고, 혹시라도 암이 다른 곳으로 전이되지 않도록 암 주변에 있는 림프절까지 절제한다.

그런 노력에도 불구하고 모든 암세포를 다 없애는 건 역부족이다. CT나 MRI 검사로 암을 식별하려면 최소한 암의 크기가 1cm 이상은 되어야 한다. 그보다 크기가 작은 암들은 눈으로 확인하기가 어렵기 때문이다. 암세포는 워낙 끈질긴 생명력을 갖고 있어 아주 작은 씨앗 하나만 남아도 다시 살아나거나 다른 곳으로 옮겨갈 수 있다. 그래서 수술 후 혹시라도 남아 있을 암세포를 무력화시키기 위해 항암치료를 많이 한다.

그렇다면 수술 후 보조적으로 항암제를 투여했을 때 암이 재발할 확률은 얼마나 떨어질까? 이에 대한 연구 결과가 있다. 위암 2기 또는 3기에 해당하는 환자 약 1,000명을 대상으로 수술 후 항암제를 투여한 경우와 그렇지 않은 경우를 비교한 결과, 항암제를 투여했을 때 재발률이 10~15% 낮은 것으로 나타났다.

위암 수술 후 많이 사용하는 보조 항암제는 'TS-1'과 '젤록스(XELOX)'다. TS-1은 5-FU 항암제를 먹는 약으로 만든 것으로 일본의 연구(ACTS-GC)에 따르면 2기와 3기 위암 환자가 1년간 복용했을 때 수술만 받은 환자에 비해 생존율이 높았다고 한다. 수술 직후에는 큰 차이가 없었지만 시간이 지날수록 격차가 커져 5년 시점에서는 12~13%가량 생존율이 높은 것으로 나타났다.

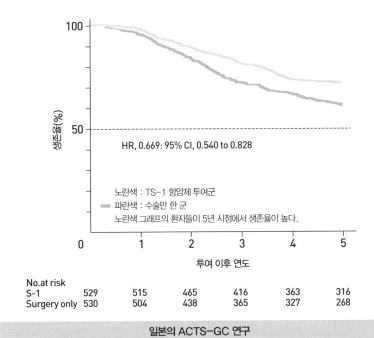

일본의 ACTS-GC 연구

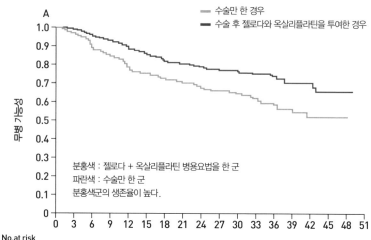

한국의 CLASSIC 연구

 한국의 CLASSIC 연구 결과도 비슷하다. 이 연구는 한국 최초로 수술 후 항암치료를 병행했을 때의 효과를 실험한 것으로 한국뿐만 아니라 중국, 타이완이 함께 참여한 대규모 임상시험을 토대로 진행했다. CLASSIC 임상시험은 위암 수술을 받은 환자 1,035명을 대상으로 약 절반은 젤로다와 옥살리플라틴을 함께 투여하고, 나머지 절반은 투여하지 않고 약 5년에 걸쳐 비교 관찰했다. 그 결과 5년 생존율에서 항암제를 투여한 환자군이 78%로 비투여 환자군의 69%에 비해 11%가량 높았다.

 수술이 불가능한 전이성 위암 환자들은 보다 적극적인 항암치료가 필요하다. 위암의 경우 수술을 하지 못하는 상태라면 완치가 어렵다. 하지만 완치는 어려워도 항암치료를 할 이유는 충분하다. 모든 암이 그렇지만 위암은 진행될수록 고통이 극심하다. 항암치료는 고통을 줄여주어 삶의 질을 향상시키고, 무엇보다 암의 성장을 억제해 가능한 한 더 오래 삶의 질을 유지하며 살 수 있도록 도와준다. 실제로 항암치료가 전이성 암의 진행을 늦추어 생존율을 높인다는 것을 입증한 연구 결과가 많다.

전이성 암에 주로 사용하는 항암제는 5-FU와 5-FU를 복용하기 편하게 개량한 TS-1, UFT, 젤로다와 백금계 항암제인 시스플라틴, 옥살리플라틴, 탁센 계열의 파클리탁셀, 도세탁셀, 그리고 이리노테칸 등이 있다.

◇◇◇◇◇◇◇◇◇◇ 위암 환자들이 많이 겪는 ◇◇◇◇◇◇◇◇◇◇
부작용

위암 환자들은 초기에는 이렇다 할 증상을 느끼지 못하는 경우가 많다. 그러다 암이 진행되면서 속이 쓰리거나 소화가 잘 안 되고, 밥맛이 없어진다. 속이 메스껍고, 구토가 나기도 한다. 암이 소화기 점막을 자극하고 손상시키기 때문에 당연히 소화기 관련 증상이 많이 나타나고, 잘 못 먹고 소화도 잘 못 시키니 체중이 감소하는 분도 많다. 수술 후에도 소화불량, 식욕부진, 빈혈, 덤핑증후군으로 고생할 수 있다.

이 모든 증상은 항암치료를 시작하면 대부분 더 악화된다. 위암을 치료하기 위한 항암제는 대부분 소화기 점막을 자극해 오심, 구토, 설사, 복통,

식욕부진, 소화불량을 일으킨다. 온몸이 나른하고 피곤한 전신 권태감도 종종 나타난다. 뿐만 아니라 위암 항암제가 암세포는 물론 정상 세포까지 공격해 골수가 손상되어 백혈구, 적혈구, 혈소판 등의 혈구가 감소하고 빈혈이 나타난다. 신경세포까지 손상시켜 말초신경에 염증이 발생해 근육통, 관절통 등 다양한 통증이 나타나고, 손발의 감각이 둔해지고 손끝 부위가 저린 증상이 나타날 수 있다.

항암제 종류에 따라 주로 나타나는 부작용도 조금씩 다르다. 위암 환자들이 가장 많이 사용하는 TS-1 항암제는 효과는 좋지만 부작용 또한 만만치 않다. 골수를 억제해 백혈구와 호중구가 감소하기 쉽다. 백혈구와 호중구는 우리 몸을 해치는 나쁜 이물질을 없애주는 면역세포 중 하나다. 게다가 항암제의 독성이 가뜩이나 약해진 소화기 점막을 더 손상시켜 식욕부진, 구토, 오심, 설사, 구내염, 발진과 전신 권태감을 부르기도 한다.

항암치료를 할 때는 여러 개의 항암제를 함께 사용하기도 한다. 위암에서 많이 쓰는 복합항암요법은 젤록스로 이는 먹는 항암제인 젤로다와 주사제인 옥살리플라틴을 함께 쓰는 것이다. 앞에서 소개했듯이 젤로다와 옥살리플라틴을 병용하면 생존율이 의미 있는 수준으로 높아진다. 하지만 부작용은 TS-1을 단독으로 사용했을 때보다 심한 편이다.

우선 TS-1과 같은 먹는 항암제인 젤로다의 경우 피로, 식욕부진, 골수 손상에 따른 백혈구와 호중구 감소, 빈혈, 혈소판 감소, 설사, 오심, 구토, 구내염, 복통, 피부염과 말초신경병증에 의한 수족증후군, 감각 마비 등이 발생할 수 있다. TS-1이나 젤로다 모두 5-FU 항암제와 동일한 성분인데, 옥살리플라틴의 경우 5-FU와 함께 사용하면 독성이 증가하는 편이다.

전이성 위암에 주로 사용하는 항암제인 시스플라틴은 1세대인 세포 독성 항암제치고는 부작용이 적다고 알려져 있다. 부작용의 종류는 다른 위암 항암제와 비슷하지만 그중에서도 오심, 구토, 말초신경병증이 주로 나타나고, 신장이 망가질 수 있다는 점이 특징이다.

파클리탁셀, 도세탁셀과 같은 탁센 계열 항암제는 세포 분열과 자가복제를 방해하는 방식으로 암세포가 증식하지 못하도록 막는다. 위암 외에도 유방암, 난소암, 비소세포 폐암 등에도 효과가 있지만 호중구감소증, 탈모, 부종, 알레르기 등의 부작용이 주로 나타난다.

이리노테칸 항암제는 DNA의 합성을 막아 암세포가 세포 분열을 하지 못하도록 한다. 골수 억제로 인한 백혈구 감소와 설사, 전신 권태감이 주로 나타나는 부작용이다. 그중에서도 설사는 약 30% 이상의 환자에게서 나타나는 흔한 부작용 중 하나다.

위암에 사용하는 항암제와 부작용

이름	종류	투여방법	특성	부작용
TS-1	세포 독성 항암제	먹는 약	수술 후 보조 항암제로 이용	백혈구와 호중구 감소, 식욕부진, 구토, 오심, 설사, 구내염, 발진, 전신 권태감
카페시타빈 (상품명:젤로다)	세포 독성 항암제	먹는 약	수술 후 보조 항암제로 이용	백혈구와 호중구 감소, 빈혈, 혈소판 감소, 설사, 오심, 구토, 구내염, 복통, 피부염, 말초신경병증에 의한 수족증후군, 감각 마비
5-FU	세포 독성 항암제	주사제	가장 기본적으로 많이 쓰는 항암제	골수기능 저하, 오심, 구토, 구내염, 설사, 탈모, 피부 변화·착색, 수족증후군, 점막염, 식욕부진, 피부염, 발진, 탈모증
옥살리플라틴	세포 독성 항암제	주사제	5FU와 함께 수술 후 보조 항암제로 사용	알레르기, 가려움증, 오심, 구토, 설사, 사지말단이나 일시적인 입술 주변의 감각 이상
시스플라틴	세포 독성 항암제	주사제	전이성 위암에 사용	오심, 구토, 식욕부진, 골수기능 저하, 신장기능 장애, 말초신경병증(손발 저림), 시력 장애, 청력 장애, 심혈관계 부작용, 과민반응, 빈혈
탁센 계열	세포 독성 항암제	주사제	전이성 위암에 사용	호중구감소증, 골수기능 억제, 오심, 구토, 말초신경 독성, 근육통, 관절통, 탈모, 부종, 알레르기
이리노테칸	세포 독성 항암제	주사제	전이성 위암에 사용	설사, 오심, 구토, 구내염, 발열, 백혈구 감소, 전신 권태감, 탈모, 복통

03
간암에 많이 쓰는 항암제와 대표적인 부작용

■■■ 위암 못지않게 한국인들이 많이 걸리는 암 중 하나가 간암이다. 간암은 간염, 간경변과 같은 간 질환이 있을 때 많이 발생한다. 간암 환자의 80~90%가 B형 혹은 C형 간염을 앓고 있고, 이 가운데 약 80%가 간경변증을 가지고 있다. 그래서 간염 예방접종 등으로 간염과 간경변을 예방하기 위한 노력을 많이 하는데도 여전히 간암으로 고생하는 분이 많다. 우리나라뿐만 아니라 간암은 전 세계적으로 증가하고 있다.

간암은 발병률도 높지만 사망률도 무척 높다. 우리나라 50대 전후 남성의 주된 사망 원인이 간암이고, 전체 남성으로 확대해도 위암, 폐암 다음으로 사망률이 높은 암이다. 5년 생존율도 좋지 않다. 최근 보고에 따르면 10대 암 중 간암의 5년 생존율은 18.9%에 불과하다.

다른 암에 비해 간암의 예후가 나쁜 데는 3가지 이유가 있다. 첫째, 조기에 암이 혈관을 침범하고 성장 속도가 빠르다. 둘째, 대부분 만성 간염이나 간경변이 동반되어 적극적인 암 치료에 부담이 된다. 셋째, 특이 증상이 없어 암이 상당히 진행된 상태에서 발견되어 근치적 수술이 어렵다.

하지만 간암 역시 얼마든지 완치 가능한 암이다. 모든 암이 그렇듯이 간암도 조기에 발견해 적절한 치료를 하면 생존율을 올릴 수 있고, 완치도 가능하다.

간암의 병기 구분과
치료방법

간암은 넓게 보면 간에 생기는 모든 종류의 악성종양이나 다른 부위에서 암이 발생해 간에 전이된 것까지를 포함한다. 하지만 일반적으로 간암이라 하면 간세포에서 발생한 간세포암(HCC;HepatoCellular Carcinoma)을 말한다. 전체 암 중 간세포암이 약 75%를 차지하니 '간암=간세포암'이라 해도 무리가 아니다.

간암은 암의 크기와 개수 그리고 혈관을 침범했는지 여부에 따라 병기를 구분한다. 간암의 치료방법은 병기만을 기준으로 하지 않는다. 병기도 중요하지만 간의 기능이 얼마나 남아 있는지를 종합적으로 고려해 결정한다.

잔여 간 기능은 차일드 푸(Child-Pugh) 등급 점수로 평가하는데, 이 점수가 낮을수록 수술 후 사망률도 낮다.

간암을 가장 효과적으로 치료할 수 있는 방법은 '간 절제술'이다. 이는 간세포에 생긴 암세포를 없애는 수술로 효과가 좋지만, 수술이 가능한 경우가 생각보다 많지 않다. 간암 환자의 80%가 간경변증을 동반하고 있는데, 간경변증이 심하거나 암세포가 혈관을 침범한 상태면 수술이 어렵다. 보통 1~2기에는 수술이 가능하나 간암의 경우 2기에도 혈관을 침범한 경우가 있어 비교적 초기임에도 수술을 못 하는 경우가 있다. 또한 간 절제술은 다른 치료법에 비해 간부전 등의 합병증이 발생할 위험과 사망할 확률이 높다는 것도 문제다.

간 절제술과 더불어 주목받는 수술적 치료로는 '간 이식'이 있다. 간 이식은 간암을 포함한 병든 부위를 완전히 제거하고 새로운 간을 이식하기 때문에 가장 이상적인 치료법이다. 조기 간암 환자에서 가장 효과적이고 완치를 기대할 수 있는 치료법이기도 하다.

수술하지 않고 간암을 치료할 수 있는 방법도 많다. 국소적으로 간에 생긴 암세포를 없애는 고주파열치료술(RFA), 간동맥화학색전술(TACE), 에탄올주입술(PEI) 등이 대표적이다. 이런 국소치료술은 시술이 간편하고, 주변 간 조직을 덜 손상시키면서 간암을 괴사시킬 수 있어 간암을 치료할 때 흔히 이용하는 치료법이다.

고주파열치료술은 현재 가장 널리 사용하는 치료법 중 하나다. 간세포암 소작술로도 불리는데 말 그대로 암 조직에 열을 발생시켜 암 조직을 파괴하는 방법이다. 한마디로 암세포를 태워 죽이는 치료법이라 이해하면 된다.

간동맥화학색전술은 암세포가 공급받는 혈관을 인공적으로 차단해 암을 괴사시키는 치료법이다. 암세포도 정상 세포와 마찬가지로 혈관을 통해 영양을 공급받으며 성장한다. 따라서 암세포에 영양을 공급하는 혈관을 막으면 암세포가 굶어 죽을 수 있다는 데서 착안한 치료법이다.

에탄올주입술은 간암세포에 에탄올을 주입하는 치료법이다. 에탄올주입술은 순도 95%의 에탄올, 즉 아주 독한 술로 암을 죽이는 치료라 이해하면 된다. 암세포에 주삿바늘을 찌른 후 에탄올을 종양 내에 주입해 암세포를 탈수, 응고시켜 파괴하는 방법이다.

앞에서도 이야기했듯이 국소치료술은 정상 세포에 최대한 영향을 덜 미치면서 암세포만 죽일 수 있다는 장점을 지닌다. 하지만 치료범위가 좁고 수술에 비해 효과가 떨어지는 단점이 있다.

간암의 T병기

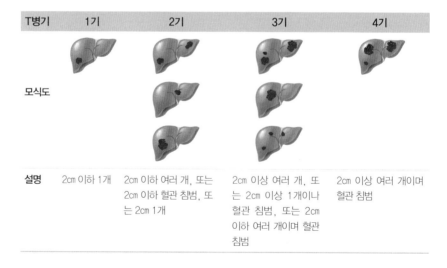

T병기	1기	2기	3기	4기
모식도				
설명	2cm 이하 1개	2cm 이하 여러 개, 또는 2cm 이하 혈관 침범, 또는 2cm 1개	2cm 이상 여러 개, 또는 2cm 이상 1개이나 혈관 침범, 또는 2cm 이하 여러 개이며 혈관 침범	2cm 이상 여러 개이며 혈관 침범

간암의 병기 구분과 치료방법

병기 구분	상태	치료방법
1기	2cm 이하 암이 1개다.	간 절제술
2기	① 2cm 이하 암이 여러 개다. ② 2cm 이하이면서 혈관을 침범했거나 2cm 이상 암이 1개다.	수술 혹은 고주파열치료술, 간동맥화학색전술, 에탄올주입술이 기본. 이러한 치료 후에도 암이 진행하면 항암치료 고려
3A기	① 2cm 이상 암이 여러 개다. ② 2cm 이상 암이 1개이면서 혈관을 침범했다. ③ 2cm 이하 암이 여러 개이면서 혈관을 침범했다.	
4A기	① 2cm 이상 암이 여러 개이면서 혈관을 침범했다. ② 암의 크기, 개수와 상관없이 림프절 전이가 있다.	항암치료
4B기	암의 크기, 개수, 림프절 전이 여부와 관계없이 외부로 전이되었다.	

차일드 푸(Child-Pugh) 분류법. A:5~6점, B:7~9점, C:10~15점

구분	1점	2점	3점
혈청 빌리루빈(mg/dL)	2.0 이하	2.0~3.0	3.0 이상
혈청 알부민(g/dL)	3.5 이상	2.8~3.5	2.8 이하
복수	없음	쉽게 조절됨	조절이 쉽지 않음
신경학적 이상	없음	경미함	혼수
프롬트롬빈 시간 연장(초)	0~4초	4~6초	6초 이상

간암에 주로 쓰는
항암제

수술이 어렵거나 고주파열치료술, 간동맥화학색전술, 에탄올주입술과 같은 치료를 하는데도 암세포가 죽지 않고 오히려 더 진행하면 항암치료를 고려한다. 간세포암이 국소 림프절로 전이되었거나 간이 아닌 다른 부위까지 전이되었을 경우에도 항암치료가 필요하다.

항암치료는 크게 세포 독성 항암제와 표적 치료제를 이용하는데, 간세포암의 경우 세포 독성 항암제 대부분이 큰 효과가 없다. 설령 효과가 있어도 반응기간이 짧다. 아직까지는 충분한 치료 반응이 있고, 확실하게 생존율을 높인다고 입증된 세포 독성 항암제가 한 가지도 없는 상황이다.

간암에 효과적인 항암제는 표적 치료제다. 세포 독성 항암제가 효과가 없자 전 세계에서 지속적으로 표적 치료제를 연구한 결과 간암 환자의 생존율을 연장시키는 항암 표적 치료제를 개발할 수 있었다. 바로 '넥사바(성분명 : 소라페닙)'다.

넥사바는 대규모 임상연구에서 간암 환자의 생존기간은 44%, 무진행 생존기간은 72%로 연장시켰다. 평균적으로 보면 생존기간을 3개월 정도 연장시킨 것으로 나타났지만 개개인으로 따지면 24개월 이상 생존한 환자도 있었다. 또한 화학색전술을 2회 하고 재발한 환자에게 넥사바를 투여한 경우가 화학색전술을 3회 하고 투여한 경우보다 생존기간이 더 길기도 했다.

2017년 7월까지만 해도 간암 표적 치료제로는 넥사바가 유일했다. 하지만 최근 넥사바 외에 '스티바가(성분명: 레고라페닙)'도 2차 치료제로 허가를 받았다. 스티바가는 넥사바로 치료했음에도 불구하고 간암이 진행된 경우 2차로 선택할 수 있는 항암제다. 최근 연구 결과에 따르면 2차 선택 약으로 스티바가를 사용했을 때 전체 생존기간이 유의하게 연장되었다고 한다.

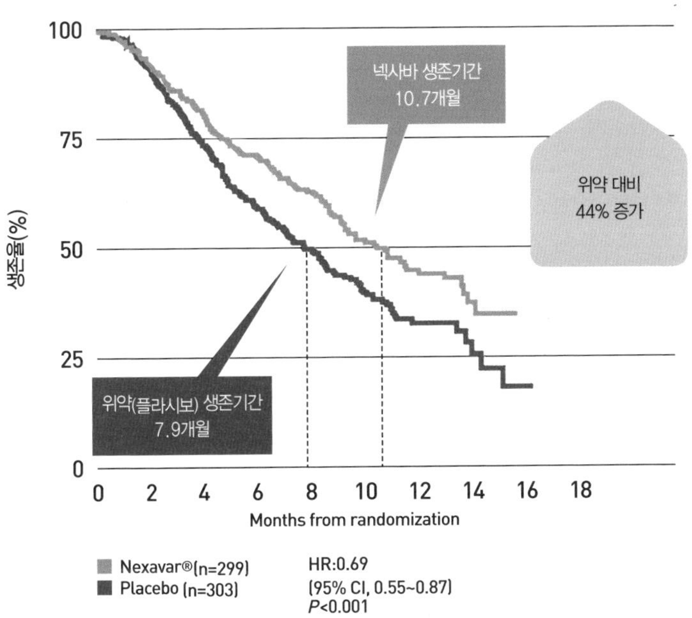

일본의 ACTS-GC 연구

간암 환자들이 많이 겪는
합병증 및 부작용

간암 환자는 약 80%가 간경변증을 갖고 있어 항암치료를 하지 않더라도 여러 가지 합병증으로 고생하는 경우가 많다. 그리고 이미 간경변증으로 간이 많이 망가지고 기능이 떨어진 상태에서 수술을 하면 간부전이 발생할 위험이 크다.

국소치료술도 안전하지만은 않다. 고주파열치료술(RFA)의 경우 심각한 합병증은 자주 발생하지 않는 편이지만 간과 가까이에 있는 간문, 횡격막, 담낭, 담관, 대장 등이 열에 손상되어 그로 인해 폐렴, 출혈 등의 합병증이 생길 수 있다.

간동맥화학색전술(TACE)의 부작용은 다양한 형태로 나타난다. 암과 연결된 혈관을 찾으려면 조영제를 사용해야 하는데, 조영제로 인해 과민반응이 일어날 수 있고, 시술로 암이 괴사된 후 구토와 발열, 식욕부진, 복통 등이 지속될 수 있다. 또한 허혈성 담낭염 장 마비 증세, 신기능 장애가 나타나고 간부전이 발생하기도 한다.

하지만 국소치료술이나 수술로 인해 발생하는 부작용과 합병증은 항암치료제 부작용에 비하면 애교 수준이다. 오랫동안 간암의 표적 치료제로 사용해온 넥사바의 부작용은 적지 않다. 우선 간암 환자의 30% 이상이 손발의 각질이 벗겨지고, 피부 발진과 가려움증을 호소한다. 설사와 피로감을 동반하는 경우도 많다. 속이 메스껍고 구토, 식욕감퇴, 복통, 변비, 피로감 등이 나타나기도 한다.

최근 주목받고 있는 스티바가도 부작용이 있다. 가장 많이 나타나는 것이 고혈압, 손발 피부 반응, 피로, 설사 등으로 대부분이 넥사바와 비슷한 부작용이다. 이 중에서도 가장 많이 나타나는 것은 손발 피부 발진으로 약 2명 중 1명꼴로 비교적 흔하게 나타난다.

간암에 사용하는 항암제와 부작용

이름	종류	투여방식	특성	부작용
소라페닙 (상품명:넥사바)	표적 치료제	먹는 약	다른 치료법에 반응하지 않고, 국소림프절 전이, 원격 전이가 된 경우	손발 피부 반응, 발진, 가려움증, 오심, 구토, 피로감, 설사, 식욕감퇴, 복통, 변비, 고혈압
레고라페닙 (상품명:스티바가)	표적 치료제	먹는 약	넥사바로 치료했음에도 간암이 진행한 경우 2차 선택 약으로 사용	손발 피부 발진, 피로, 설사, 고혈압

04
대장암에 많이 쓰는 항암제와 대표적인 부작용

■■■■ 최근 들어 많이 발생하는 암 중 하나가 대장암이다. 원인은 아직 정확히 밝혀지지 않았지만 서구화된 식생활과 같은 환경적인 요인이 많이 작용한다는 데 큰 이견이 없다. 서양인의 식사에는 동물성 지방이 풍부한데 지방과 육류의 소비와 대장암의 발생 빈도가 비례한다는 연구 결과는 이미 많이 있다.

대장암은 점점 많이 발생하기도 하지만 사망률도 높은 암이다. '2016년 사망원인통계'를 보면 대장암에 의한 사망자는 인구 10만 명당 16.5명으로 폐암, 간암에 이어 세 번째로 많았다.

사실 대장암은 조기에 발견하면 생존율이 무척 높은 편이다. 그렇지만 대장암은 암세포가 일정 크기 이상으로 커지거나 다른 장기로 퍼지기 전까지는 아무 증상이 없는 경우가 많아 조기에 발견하기가 쉽지 않다. 대장암을 '조용한 암'이라 부르는 것도 이 때문이다.

대장암이 생기면 배변 습관이 변화하거나 출혈, 항문통증, 복통, 체중 감소 등의 증상이 나타날 수 있다. 이런 증상이 나타나면 그냥 넘기지 말고 정확한 검사를 받아보는 것이 좋다.

대장암의 병기 구분과 치료방법

대장암의 치료방법은 암이 대장벽을 얼마나 깊게 침범했는지, 림프절 및 원격 전이가 있는지에 따라 결정된다. 대장암의 치료는 국소치료로 수술적 절제와 방사선요법이 있고, 전신치료로 항암치료, 면역요법, 표적 치료 등이 있다.

대표적인 치료방법은 '수술'이다. 암의 발생 부위에 따라 수술 방식은 달라지지만 영역의 림프절을 포함해 암의 종괴를 광범위하게 절제하는 것이 근치적인 수술의 원칙이다.

보통 림프절 전이 없이 대장에만 암이 있을 때는 수술로 암을 절제하는 것만으로도 충분하다. 하지만 환자가 젊거나 재발 위험이 높다고 판단되면 보조적으로 항암치료를 실시하기도 한다. 림프절 전이가 있을 경우에는 항암치료는 선택이 아닌 필수다. 암세포를 수술로 절제해도 미세하게 암세포가 남아 있거나 림프절을 타고 전이되어 국소 및 원격 재발할 위험이 크기 때문이다. 어떤 형태로든 재발을 막기 위해서는 항암치료뿐만 아니라 표적치료, 면역요법이 필요하다.

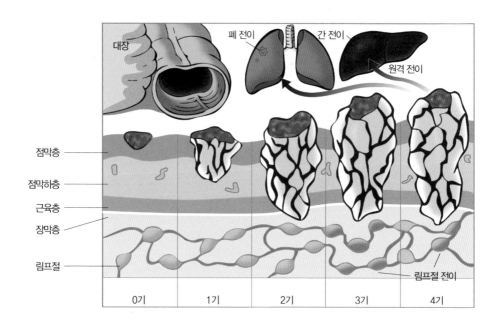

대장암 병기

대장암의 병기 구분과 치료방법

병기 구분	상태	치료방법
1기	암세포가 점막하층 또는 근육층까지로 국한되어 있다.	수술 (환자가 젊거나 재발 위험이 높다고 판단될 때는 보조적으로 항암치료 고려)
2A기	암세포가 근육층을 뚫고 장막하층까지 침윤했으며, 림프절 및 원격 전이가 없다.	
2B기	암세포가 장막층을 침범했고, 림프절 및 원격 전이가 없다.	
2C기	암세포가 인접한 장기까지 침윤했고, 림프절 및 원격 전이가 없다.	
3B기	① 암세포가 장막하층까지 침윤하고, 1~3개의 림프절 전이가 있다. ② 암세포가 장막층을 뚫었으며, 1~3개의 림프절 전이가 있다. ③ 암세포가 근육층 이상 장막하층까지 침윤하고, 4~6개의 림프절 전이가 있다. ④ 암세포가 점막하층에서 근육층까지 침윤하고, 7개 이상의 림프절 전이가 있다.	수술 + 항암치료
3C기	① 암세포가 장막층을 뚫었고, 4~6개의 림프절 전이가 있다. ② 암세포가 장막하층까지 침윤하거나 장막층을 뚫었으며, 7개 이상의 림프절 전이가 있다. ③ 림프절 전이가 있으면서 암세포가 인접 주위 장기까지 침윤했다.	
4기	종양, 림프절 전이와 상관없이 원격 전이가 있다.	

대장암에 주로 쓰는
항암제

　수술 후 대장암이 재발하거나 원격 전이가 일어나지 않도록 하기 위해 사용하는 항암제는 다양하다. 대장암에 효과가 입증된 항암제는 크게 5-FU, UFT, 류코보린, 카페시타빈 등의 세포 독성 항암제와 베바시주맙(상품명: 아바스틴), 세툭시맙(상품명: 얼비툭스)과 같이 암세포만 골라 공격하는 표적 치료제, 5-FU와 옥살리플라틴, 류코보린이 함유된 복합항암제인 폴폭스(FOLFOX) 등이 대표적이다.

　대장암을 치료하기 위해 사용하는 항암제는 상당 부분 위암을 치료하는 항암제와 겹친다. 특히 세포 독성 항암제는 많은 부분 비슷하다. 요즘은 항암제를 단독으로 사용하기보다는 여러 개의 항암제를 함께 사용하는 추세다. 대장암에는 5-FU와 옥살리플라틴, 류코보린을 복합적으로 사용하는 폴폭스(FOLFOX)를 많이 처방한다. 폴폭스는 단독으로 항암제를 사용했을 때보다 효과가 좋고, 전이성 대장암을 치료하는 데 효과가 있는 것으로 알려져 있다. 폴폭스는 정맥주사로 2박 3일간 투여하며 2주 간격으로 반복하는 것이 일반적이다.

　표적 치료제도 있다. 대장암을 치료하는 데 사용할 수 있는 표적 치료제로는 얼비툭스와 아바스틴이 있는데, 모든 대장암 환자에게 효과가 있는 것은 아니다. 얼비툭스는 표피성장인자수용체와 결합해 암세포가 분열하는 것을 방해하는 방법으로 암세포 성장을 억제한다. 4기 대장암의 진행을 더디게 해 생존기간을 늘려주는 효과가 있지만, KRAS라는 유전자가 정상인 경우에만 사용할 수 있다. 이 유전자는 전체 대장암 환자 중 40~50%에서 나타나 모든 대장암 환자에게 사용할 수 없다는 한계를 지닌다.

아바스틴은 암세포 주변의 혈관 생성을 억제해 암이 성장하지 못하도록 하는 표적 치료제다. 얼비툭스와는 달리 KRAS 유전자형과 상관없이 전이성 대장암에 폭넓게 사용할 수 있다.

대장암 환자들이 많이 겪는 부작용

대장암의 경우 수술 후 보조적인 요법으로, 혹은 고통을 줄이고 생명을 연장하기 위해 항암치료를 많이 한다. 항암치료를 했을 경우 확실히 재발률과 전이율이 낮아지고, 생존기간이 늘어나지만 모든 항암제가 그렇듯이 부작용이 만만치 않다.

대장암에 많이 사용하는 항암제는 '5-FU(플루오르우라실)'다. 대장암뿐만 아니라 다른 암에도 기본 항암제로 많이 쓰는데, 세포 독성 항암제 중에서는 상대적으로 부작용이 덜한 편이다. 그렇지만 나타날 수 있는 부작용의 형태는 다양하다. 골수기능이 저하되고, 점막의 염증으로 오심, 구토, 설사, 식욕부진, 구내염 등이 나타날 수 있다. 말초신경병증으로 손발이 저리거나 이상감각이 나타나기도 한다. 5-FU뿐만 아니라 UFT, 류코보린, 카페시타빈 등의 세포 독성 항암제는 부작용이 대부분 비슷하다.

복합항암제인 폴폭스(FOLFOX)는 신경독성이 약 12.4%의 환자에서 발생하는 것으로 알려져 있다. 이 밖에도 오심, 구토, 손발 저림, 식욕저하, 백혈구 감소, 구내염, 여드름과 뾰루지 같은 피부 트러블 등이 나타날 수 있지만 아직까지 심각한 부작용은 보고되지 않았다.

표적 치료제인 아바스틴은 전신쇠약감, 두통, 복통, 구토, 설사, 변비, 백혈구 수치 저하, 구내염, 탈모, 단백뇨, 고혈압 등이 나타나지만 세포 독성 항암제보다는 강도가 비교적 가벼운 편이다. 또 다른 표적 치료제인 얼비툭스는 피부와 관련한 부작용이 비교적 흔하게 나타난다. 얼굴과 두피, 등에 여드름성 발진이 나타나거나 가려움증, 피부 건조감을 호소하는 분이 많다. 다모증, 손발톱 염증, 오심, 구토, 구내염, 설사도 많이 나타나는 부작용이다.

대장암에 사용하는 항암제와 부작용

이름	종류	투여방식	특성	부작용
5-FU	세포 독성 항암제	주사제	전이성 대장암 치료제	골수기능 저하, 오심, 구토, 구내염, 설사, 탈모, 피부 변화·착색, 수족증후군, 점막염, 식욕부진, 피부염, 발진, 탈모증
류코보린	세포 독성 항암제	주사제	5FU와 함께 수술 후 보조 항암제로 사용	오심, 피부 발진, 가려움, 화끈거림
옥살리플라틴	세포 독성 항암제	주사제	5FU와 함께 수술 후 보조 항암제로 사용	알레르기, 가려움증, 오심, 구토, 설사, 사지말단이나 일시적인 입술 주변의 감각 이상
이리노테칸	세포 독성 항암제	주사제	직장암, 결장암에 주로 사용	설사, 오심, 구토, 구내염, 발열, 백혈구 감소, 전신 권태감, 탈모, 복통
카페시타빈 (젤로다)	세포 독성 항암제	먹는 약	수술 후 보조 항암제로 사용	백혈구와 호중구 감소, 빈혈, 혈소판 감소, 설사, 오심, 구토, 구내염, 복통, 피부염, 말초신경병증에 의한 수족증후군, 감각 마비
UFT	세포 독성 항암제	먹는 약	진행성 대장암에 주로 사용	구토, 설사, 구내염, 변비, 빈혈, 발진, 부종, 두통, 복통
폴폭스 (FOLFOX)	복합항암제 (5-FU+옥살리플라틴+류코보린)	주사제	전이성 대장암에 주로 사용	오심, 구토, 손발 저림, 식욕저하, 백혈구 감소, 구내염, 탈모
세툭시맙 (얼비툭스)	표적 치료제	주사제	4기 대장암의 진행을 더디게 함. 재발, 전이성 대장암 1차 치료제	얼굴, 두피 등 온몸 여드름성 발진, 가려움증, 피부 건조감, 다모증, 손발톱 염증, 오심, 구토, 구내염, 설사
베바시주맙 (아바스틴)	표적 치료제	주사제	재발, 전이성 대장암 1차 치료제	전신쇠약감, 두통, 복통, 구토, 설사, 변비, 백혈구 수치 저하, 구내염, 탈모, 단백뇨, 고혈압

05

폐암에 많이 쓰는 항암제와 대표적인 부작용

■■■■ 암은 더 이상 불치병이 아니다. 의학이 발전하면서 암에 걸렸어도 얼마든지 치료하고 오래 살 수 있는 세상이지만 유독 폐암만큼은 여전히 사망률이 높다. 폐암의 발생률은 전체 암 중 4위를 차지하지만 사망률은 1위로 치명적인 암이다.

폐암의 5년 생존율은 18~19%(2005~2009년)로 5년 동안 5명 중 1명만이 생존한 실정이다. 그래도 같은 기간 동안의 5년 생존율이 미국 15.8%, 유럽 11%로 우리나라의 생존율이 좀 더 높은 편이다. 이유는 우리나라 폐암의 특성 때문이라 볼 수 있다. 우리나라는 서양보다 비흡연자의 폐암 비율이 높은데, 비흡연자의 경우 흡연자보다 생존율이 높은 편이다.

폐암은 약 90%가 흡연 때문에 발생한다. 남성 흡연자가 폐암으로 사망할 위험은 비흡연자의 22배이며, 여성 흡연자가 사망할 위험은 비흡연자의 12배에 달한다. 흡연을 오래 하면 할수록 폐암이 발생할 위험은 커지고, 금연을 하더라도 상당 기간 동안 폐암이 발병할 위험이 지속된다.

폐암 사망률이 높은 이유는 암이 상당 부분 진행되기 전까지는 이렇다 할 증상이 나타나지 않기 때문이다. 폐암 환자의 5~15%는 증상이 없을 때 건강검진을 통해 진단을 받지만 대부분의 폐암 환자는 증상이 나타난 후에야 진단을 받는다. 주로 기침, 호흡곤란, 흉통, 객혈, 체중감소 등이 많이 나타나는데, 이런 증상이 나타나면 이미 암이 많이 진행된 상태여서 치료가 어렵다.

폐암, 소세포 폐암과 비소세포 폐암 구별이 중요

암을 치료할 때는 병기가 중요하지만 폐암의 경우 병기를 따지기 전에 폐암이 조직학적으로 소세포 폐암에 속하는지 아니면 비소세포 폐암에 속하는지부터 구별해야 한다. 현미경으로 보았을 때 암세포 크기가 작을 경우 소세포 폐암, 작지 않을 경우 비소세포 폐암이라 부른다.

이렇게 폐암을 소세포 폐암과 비소세포 폐암으로 구분하는 이유는 어떤 폐암이냐에 따라 치료와 예후가 달라지기 때문이다. 폐암의 80~85%는 비

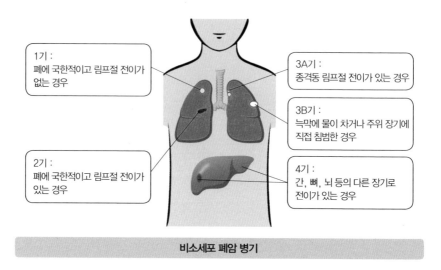

1기 :
폐에 국한적이고 림프절 전이가
없는 경우

3A기 :
종격동 림프절 전이가 있는 경우

3B기 :
늑막에 물이 차거나 주위 장기에
직접 침범한 경우

2기 :
폐에 국한적이고 림프절 전이가
있는 경우

4기 :
간, 뼈, 뇌 등의 다른 장기로
전이가 있는 경우

비소세포 폐암 병기

소세포 폐암으로 편평상피암, 선암, 대세포암, 세기관지폐포암 등이 이에 속한다. 비소세포 폐암은 조기에 발견해 적절한 치료를 하면 완치할 수도 있다.

반면 소세포 폐암은 진행이 빠르다. 전체 폐암 환자의 약 18%가 소세포 폐암인데, 워낙 암이 빨리 자라 발견했을 때 이미 림프관이나 다른 장기, 반대편 폐, 종격동(가슴 안쪽 공간에서 폐를 제외한 모든 부분)으로 퍼진 경우가 많다. 그만큼 치료가 쉽지 않고 생존율이 낮다.

비소세포 폐암은 다른 암과 마찬가지로 병기에 따라 치료방법이 달라진다. 보통 림프절 전이가 없는 1기와 2기는 수술로 암을 절제하는 것이 기본이다. 3기인 경우에는 암의 크기가 커서 수술 전에 보조적으로 항암치료를 하고 수술을 하거나 완치를 목적으로 항암치료와 방사선치료를 한다. 4기에는 수술이 거의 불가능해 다중 항암치료와 표적 항암치료를 주로 한다.

소세포 폐암의 경우 암세포가 빠르게 증식하고 전이가 잘돼 수술이 어렵다. 주로 항암치료와 방사선치료를 하는데, 항암치료와 방사선치료를 함께 할 수도 있다. 반응률은 아주 높은 편이다. 항암치료는 약 70% 이상의 환자들이 반응하며, 방사선치료는 약 90%가 넘는 환자들이 반응한다. 그럼에도 불구하고 대부분의 환자가 재발하기 때문에 치료를 해도 생존기간이 길지 않다.

비소세포 폐암의 병기 구분과 치료방법

병기 구분	상태	치료방법
1A기	암 크기가 3cm 이하이고 림프절 전이가 없다.	수술 (환자가 젊거나 재발 위험이 높다고 판단될 때는 보조적으로 항암치료 고려)
1B기	암 크기가 3~5cm이고 림프절 전이가 없다.	
2A기	① 암 크기가 5cm 이하이고 림프절 전이가 있다. ② 암 크기가 5~7cm이고 림프절 전이가 없다.	
2B기	① 암 크기가 5~7cm이고 국소 림프절 전이가 있다. ② 암 크기가 7cm 이상이거나 같은 폐엽에 또 다른 암이 있는 경우, 흉벽이나 종격동에 암이 침범한 경우, 기관 분기부에 가깝게 침범했지만 림프절 전이는 없는 경우.	
3A기	① 암 크기가 7cm 이하이거나 같은 편 종격동 림프절 전이가 있다. ② 암 크기가 7cm 이상이거나 같은 폐엽에 또 다른 암이 있는 경우, 흉벽이나 종격동에 암이 침범한 경우, 기관 분기부에 가깝게 침범했으면서 같은 편 혹은 종격동 림프절 전이가 있는 경우.	수술 + 항암치료
3B기	① 반대편 종격동 림프절 전이가 있다. ② 주위 장기에 침범하고 같은 쪽의 다른 폐엽에 또 다른 암이 있으면서 같은 편 종격동 림프절 전이가 있다.	
4기	① 악성 흉수, 반대편 폐에 또 다른 암이 있다. ② 다른 장기로 전이가 있다.	항암치료 + 표적 항암치료

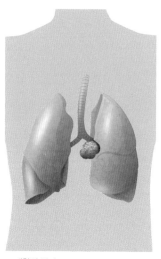

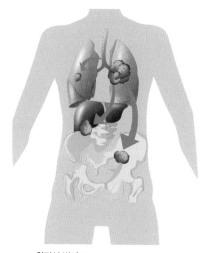

제한성 병기 :
암이 종격동을 포함해서 폐의 한쪽에
만 국한된 경우

확장성 병기 :
암이 반대편 폐나 다른 장기로 전이된 경우

소세포 폐암의 병기

소세포 폐암의 병기 구분과 치료방법

병기 구분	상태	치료방법
제한성 병기	암이 종격동을 포함해 폐의 한쪽에만 있다.	항암치료 + 방사선치료
확장성 병기	암이 반대편 폐나 다른 장기로 전이되었다.	

폐암에 주로 쓰는
항암제

폐암, 특히 비소세포 폐암은 다른 암에 비해 항암제 반응률이 낮은 편이다. 또 비소세포 폐암의 경우 수술 후 재발율이 높은데, 최근 임상시험에서는 수술 후 항암치료를 했을 때 생존율이 증가하는 것으로 나타났다. 그리고 소세포 폐암과 비소세포 폐암 4기처럼 수술이 불가능한 경우에는 항암치료와 방사선치료를 병행하는 것 외에는 대안이 없는 상황이기도 하다.

항암치료와 방사선치료를 병행할 경우 기본 항암제는 시스플라틴이다. 시스플라틴은 백금 계열의 항암제로 암세포가 증식하는 것을 막아주고 비교적 부작용이 적어 폐암뿐만 아니라 방광암, 난소암, 자궁경부암 등 다른 암에도 많이 사용한다.

시스플라틴은 단독으로 사용하기보다 다른 항암제와 함께 사용하는 경우가 많다. 방사선치료와 병행할 때는 보통 시스플라틴+빈블라스틴 혹은 시스플라틴+에토포시드를 사용한다. 고령이나 시스플라틴에 적응하지 못하면 카보플라틴+파클리탁셀을 사용할 수 있다.

요즘은 암세포뿐만 아니라 정상 세포까지 죽이는 세포 독성 항암제 대신 암세포만 죽이는 표적 치료제를 이용한 항암치료도 많이 한다. 폐암 표적 치료제는 엘로티닙(상품명 : 타세바), 베바시주맙(상품명 : 아바스틴), 오시머티닙(상품명 : 타그리소)이 대표적이다.

여성들에게 흔한 비흡연 선암의 경우 EGFR에 작용하는 경구용 표적 치료제인 게피티니브(상품명:이레사)와 엘로티닙(상품명 : 타세바)을 투여하기도 한다. 엘로티닙은 EGFR(상피세포성장인자수용체)의 돌연변이가 있는 환자에게 1차 치료제로 사용할 수 있는 표적 치료제다. 베바시주맙(상품명 : 아바스틴)은 VEGF(혈관내피세포성장인자)에 변이가 있는 환자에게 효과가 검증된 표적 치료제다. 엘로티닙으로 치료하면 T790M이라는 돌연변이가 발생할 수 있는데, 이 돌연변이가 생기면 더 이상 약이 듣지 않는다. 이런 환자들에게는 최근 개발된 오시머티닙(상품명 : 타그리소)을 사용할 수 있다.

소세포 폐암에는 주로 시스플라틴, 에토포시드, 빈블라스틴, 독소루비신, 시클로포스파미드, 탁센, 토포테칸 등과 같은 세포 독성 항암제를 많이 사용한다. 이 중에서도 특히 에토포시드, 탁센, 토포테칸이 높은 치료 반응률을 보이고 있다.

비소세포 폐암에서와 마찬가지로 소세포 폐암도 항암제를 단독으로 사용하기보다는 여러 항암제를 섞어 쓰는 경우가 많다. 제한적 병기와 확장성 병기 모두에서 가장 널리 사용하는 복합항암요법은 시스플라틴과 에토포시드를 함께 쓰는 EP요법이다. 시클로포스파미드, 아드리아마이신, 빈크리스틴의 복합항암요법(CAV)도 중요한 치료법이다. 비소세포 폐암에서 좋은 결과를 보여준 표적 치료제들이 소세포 폐암에서는 큰 효과가 없어 현재 지속적으로 연구 중이다.

폐암 환자들이 많이 겪는
부작용

폐암 치료에 사용하는 항암제들은 대체적으로 독한 편이다. 비소세포 폐암에 주로 사용하는 표적 치료제는 세포 독성 항암제들보다 부작용이 적기는 하지만 피부 발진, 설사, 소화 장애, 손발톱 주위 염증 등의 부작용이 종종 나타난다. 비소세포 폐암과 소세포 폐암 모두에 사용하는 세포 독성 항암제는 당연히 표적 치료제보다 부작용이 심한데, 주로 백혈구 감소, 빈혈 같은 골수기능 억제와 오심, 구토, 인후염, 말초신경 장애 등이 많이 나타난다.

폐암 환자들에게 많이 사용하는 시스플라틴의 경우 골수기능 억제로 빈혈과 소화기에 강한 오심, 구토가 76~100%의 환자에서 발생하고 신장 독성과 말초신경 독성이 발생할 수 있다. 시스플라틴에 반응하지 않거나 부작용이 심한 사람에게 시스플라틴 대신 사용할 수 있는 카보플라틴은 신장과 신경 독성은 시스플라틴보다 적게 나타난다. 대신 혈소판감소증과 같은 골수 억제 작용이 주로 나타나며, 시스플라틴보다는 덜하지만 강한 오심, 구토, 설사 등이 발생할 수 있다.

탁센 계열의 항암제인 파클리탁셀(상품명: 탁솔)의 경우 호중구감소증과 같은 골수기능 억제와 오심, 구토, 말초신경 독성, 근육통, 관절통 등의 부작용이 나타난다. 빈블라스틴의 경우 골수 억제로 인해 주로 백혈구감소증이 타나나고 인후염, 오심, 구토, 설사 등이 발생할 수 있다. 에토포시드도 골수기능 억제와 오심, 구토, 구내염 등이 발생할 수 있고, 토포테칸의 경우

심한 호중구 감소와 같은 골수기능 억제, 오심, 구토, 설사, 변비, 복통, 탈모 등의 부작용이 나타난다.

비소세포 폐암 및 소세포 폐암에 사용하는 항암제와 부작용

이름	종류	투여방식	특성	부작용
시스플라틴	세포 독성 항암제	주사제	비소세포 폐암, 소세포 폐암 모두 적용	오심, 구토, 식욕부진, 골수기능 저하, 신장기능 장애, 말초신경병증(손발 저림), 시력 장애, 청력 장애, 심혈관계 부작용, 과민반응, 빈혈
카보플라틴	세포 독성 항암제	주사제	비소세포 폐암, 소세포 폐암 모두 적용	혈소판감소증 같은 골수 억제 작용, 오심, 구토, 설사
에토포시드	세포 독성 항암제	주사제	비소세포 폐암, 소세포 폐암 모두 적용	골수기능 억제, 오심, 구토, 구내염
빈블라스틴	세포 독성 항암제	주사제	비소세포암, 소세포 폐암 2차 치료제	골수기능 억제, 인후염, 오심, 구토, 설사
탁센	세포 독성 항암제	주사제	비소세포 폐암, 소세포 폐암 모두 적용	호중구감소증, 골수기능 억제, 오심, 구토, 말초신경 독성, 근육통, 관절통
독소루비신	세포 독성 항암제	주사제	소세포 폐암 2차 치료제	골수기능 저하, 오심 및 구토, 식욕부진, 탈모, 피부 변화와 착색(손톱), 구내염, 설사, 피부 괴사, 심장기능 장애(부정맥 등), 눈물 많아짐, 적갈색 혹은 주황색 소변
시클로포스파미드	세포 독성 항암제	주사제	소세포 폐암 치료제	골수기능 억제, 출혈성 방광염, 오심, 구토, 탈모
토포테칸	세포 독성 항암제	주사제	소세포 폐암 2차 치료제	호중구감소증, 오심, 구토, 설사, 변비, 복통, 탈모

비소세포 폐암에 사용하는 표적 치료제와 부작용

이름	종류	투여방식	특성	부작용
엘로티닙 (상품명:타세바)	표적 치료제	먹는 약	EGFR 돌연변이가 있는 경우 효과. 진행성, 전이성 비소세포 폐암	피부 발진, 오심, 구토, 식욕저하, 설사, 기침
베바시주맙 (상품명:아바스틴)	표적 치료제	주사제	VEGF에 변이가 있는 경우 효과. 진행성, 전이성 비소세포 폐암	전신쇠약감, 두통, 복통, 구토, 설사, 변비, 백혈구 수치 저하, 구내염, 탈모, 단백뇨, 고혈압, 소화기 천공
오시머티닙 (상품명:타그리소)	표적 치료제	먹는 약	EGFR T790M 변이가 있는 경우 효과. 비소세포 폐암	피부 발진, 여드름, 가려움증, 손발톱 장애, 혈소판과 백혈구 감소증, 무기력증
게피티니브 (상품명:이레사)	표적 치료제	먹는 약	비흡연 여성 선암 환자에게 효과	설사, 피부 발진, 여드름, 오심, 구토, 가려움증, 식욕부진, 무기력증

06

여성 암에 많이 쓰는
항암제와
대표적인 부작용

━━━ 여성 암은 유방암, 자궁경부암, 자궁내막암, 난소암 등 여성에게 생기는 종양을 말한다. 여성 암은 대부분 여성호르몬과 밀접한 관련이 있다. 여성호르몬은 여성의 건강뿐만 아니라 아름다움을 유지하는 데 많은 역할을 하기 때문에 여성 암에 걸렸을 때 깊은 상실감으로 힘들어하는 것이 사실이다. 암과 싸우는 것만도 힘든데, 그 과정에서 불가피하게 일부 여성성을 잃는 경우가 있기 때문이다.

다행히 여성 암은 비교적 치료가 잘되고 생존율이 높은 편이다. 특히 요즘은 정기적으로 유방암 및 자궁경부암 검진을 받는 여성이 많아 조기에 발견해 완치하는 경우도 흔하다. 다만 여성암이 호르몬과 관련이 있다 보니 항암치료와는 별도로 여성호르몬을 억제해 재발 방지를 위한 약물치료를 해야 하는 경우가 있다. 그러나 이러한 항호르몬제도 부작용이 있어 고통을 호소하는 여성도 적지 않다.

◇◇◇◇◇◇◇◇◇◇ 여성 암 치료법, ◇◇◇◇◇◇◇◇◇◇ 큰 원칙은 다른 암과 동일

여성 암을 치료하는 방법은 큰 틀에서는 다른 암과 동일하다. 가장 기본적인 치료는 수술로 암을 절제하는 것이고, 혹시라도 남아 있을 암세포를 없애기 위해 항암치료와 방사선치료를 하는 것이 원칙이다. 여기에 각 여성 암의 특징에 따라 항호르몬치료가 필요할 수도 있다.

유방암 치료

유방암으로 고통받는 여성들이 급증하는 추세다. 원래 유방암은 서구 여성들에게서 많이 발생하는 암으로, 한국 여성들과는 거리가 있었다. 그런데 최근 들어 유방암이 많아지는 것은 대장암과 마찬가지로 서구화된 식습관과 관련이 있다. 식단이 서구화되면서 동물성 지방이 많은 육류 섭취량도 늘어났는데, 동물성 지방은 에스트로겐이라는 여성호르몬을 자극해 유방암이 발생할 위험을 높인다.

늦은 결혼과 출산율 저하, 모유 수유 감소, 빠른 초경과 늦은 폐경도 원인이다. 임신 기간과 모유를 먹이는 동안에는 여성호르몬이 덜 분비된다. 그런데 초경은 빨라지고 폐경은 늦어지는 반면 출산율은 저조해 여성호르몬에 노출되는 기간이 그만큼 늘어나고, 유방암이 발생할 위험도 커지는 것이다.

다행히 유방암은 생존율이 아주 높다. 유방암의 가장 기본적인 치료는 수술이다. 수술을 기본으로 암의 병기, 수용체 발현 여부에 따라 항암치료, 방사선치료, 항호르몬치료, 분자 표적 치료를 하면 얼마든지 완치할 수 있다.

유방암 수술은 크게 유방에 대한 수술과 겨드랑이 림프절에 대한 수술로 구분할 수 있다. 유방을 일부 보존하는 수술을 '유방보존술', 유방 전체를 절제하는 수술을 '유방전절제술'이라 한다. 또한 유방에 암이 생기면 근처에 있는 겨드랑이 림프절에 전이될 위험이 높다. 얼마나 전이되었는지를 알려면 감시 림프절을 찾아 조직검사를 하는 감시 림프절[4] 수술을 해야 한다. 다만 감시 림프절 수술을 하지 않고도 겨드랑이 림프절까지 전이되었다고 예상되는 경우에는 바로 겨드랑이 림프절을 절제하는 수술을 할 수 있다.

유방보존술을 한 경우에는 대부분 방사선치료를 한다. 이는 수술 후 숨어 있는 미세 암세포를 죽여 재발을 막기 위해서인데, 일반적으로 1일 1회, 주 5일 시행한다. 유방전절제술을 한 경우라도 방사선치료가 필요할 수 있

---

4 암이 처음 생긴 부분에서 림프액이 지나가는 길을 따라갔을 때 가장 먼저 만나는 림프절을 '감시 림프절'이라 한다.

다. 미국 국립보건원협의회에서는 암의 크기가 5cm 이상, 피부나 근육의 침습이 있는 경우, 4개 이상의 겨드랑이 림프절 전이가 있을 때 방사선치료를 하도록 권장한다. 일반적으로 25~28회 정도 실시한다.

항암치료도 중요하다. 수술 전에 항암치료를 하면 암의 크기를 줄여 유방을 전부 절제해야 했던 환자의 경우 유방을 보존할 수 있고, 암이 너무 커서 수술이 불가능했던 환자의 경우 수술을 할 수 있는 길을 열어준다. 수술 후에도 미세하게 남아 있는 암세포나 전이의 위험을 줄이기 위해 항암치료와 호르몬치료를 많이 한다.

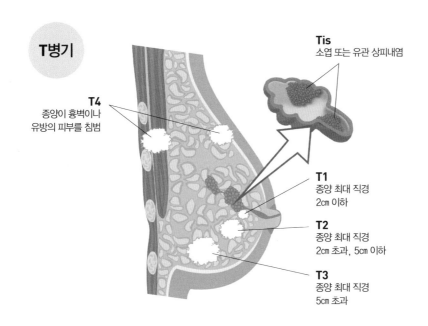

T병기

Tis
소엽 또는 유관 상피내염

T4
종양이 흉벽이나
유방의 피부를 침범

T1
종양 최대 직경
2cm 이하

T2
종양 최대 직경
2cm 초과, 5cm 이하

T3
종양 최대 직경
5cm 초과

종양의 크기에 따른 유방암 병기(T병기)

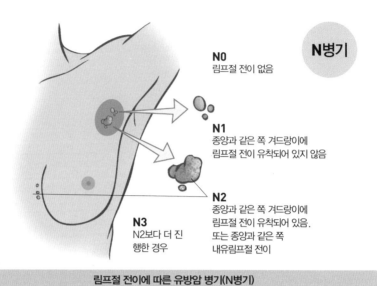

N병기

N0
림프절 전이 없음

N1
종양과 같은 쪽 겨드랑이에
림프절 전이 유착되어 있지 않음

N2
종양과 같은 쪽 겨드랑이에
림프절 전이 유착되어 있음.
또는 종양과 같은 쪽
내유림프절 전이

N3
N2보다 더 진
행한 경우

림프절 전이에 따른 유방암 병기(N병기)

유방암 병기 구분과 치료방법

병기 구분	상태	치료방법
1A기	암 크기가 2cm 이하이고 림프절, 원격 전이가 없다.	유방보존술 + 항암치료 (방사선치료) + 호르몬치료
1B기	① 유방에는 암이 없지만 림프절 전이가 약간 있다. ② 암 크기가 2cm 이하이고 림프절 전이가 약간 있다.	
2A기	① 유방에는 암이 없고 림프절 1구역 전이가 있다. ② 암 크기가 2cm 이하이고 림프절 1구역 전이가 있다. ③ 암 크기가 2~5cm이고 림프절, 원격 전이가 없다.	유방전절제술 + 항암치료 (방사선치료) + 호르몬치료
2B기	① 암 크기가 2~5cm이고 림프절 1구역 전이가 있다. ② 암 크기가 5cm 이상이고 림프절, 원격 전이가 없다.	
3A기	① 유방에는 암이 없지만 림프절 2구역 전이가 있다. ② 암 크기가 2~5cm 이하이고 림프절 2구역 전이가 있다. ③ 암 크기가 5cm 이상이고 림프절 1구역 전이가 있다.	
4기	암세포가 림프절 전이, 원격 전이되었다.	항암치료

자궁경부암 치료

자궁은 크게 경부와 체부로 구성되는데, 질로 연결되는 목 부분을 경부, 안쪽에 있는 자궁 몸통을 체부라 한다. 자궁경부암은 경부에 생기는 악성 종양을 말하는데, 전 세계적으로 여성에게 발병하는 암 중 두 번째로 흔하다. 우리나라에서는 발생률이 감소하는 추세지만 우리나라 여성들에게 발생하는 전체 암 중 4위를 차지해 아직 안심하기에는 이르다.

자궁경부암이 발생하는 주원인은 인유두종 바이러스(Human Papilloma Virus, HPV)다. 보고에 따르면 자궁경부암 환자의 99.7% 이상에서 고위험 인유두종 바이러스 감염이 발견된다고 한다. 따라서 HPV 백신은 자궁경부암을 예방하는 데 도움이 된다.

자궁경부암의 전 단계로 '자궁경부이형성증'이 있다. 이 또한 자궁경부암과 마찬가지로 인유두종 바이러스에 의해 자궁 경부가 비정상적인 상태로 변형된 것으로 1단계는 경증, 2단계는 중등, 3단계는 중증에 해당한다. 3단계는 거의 상피 전층이 비정상적인 미분화 세포로 변형된 상태로 암의 전구병변으로 암에 준하는 치료가 필요하다.

자궁경부암은 1~4기로 병기가 나뉘어 있고 각 병기에 따라 치료 원칙이 정해져 있다. 1기에서 2기 초에는 수술이나 항암치료와 방사선치료를 동시에 하는 '동시항암화학방사선요법'이 모두 가능하다. 2기 말보다 더 진행된 암에 대해서는 수술보다는 동시항암화학방사선요법을 주로 시행한다.

수술은 암이 어디까지 침범했는지에 따라 단순히 자궁만 들어낼 수도 있고, 자궁뿐만 아니라 자궁 옆 조직, 골반 림프절까지 들어내는 '광범위 자궁적출술'을 할 수도 있다. 1기에는 자궁을 적출하지 않고 암이 있는 부위만 절제하는 '원추절제술'이나 자궁경부만 절제하는 '광범위 자궁절제술'을 하기도 한다. 수술 후에는 결과에 따라 항암치료와 방사선치료를 동시에 시행하면서 화학방사선요법을 하기도 한다.

자궁경부암의 병기

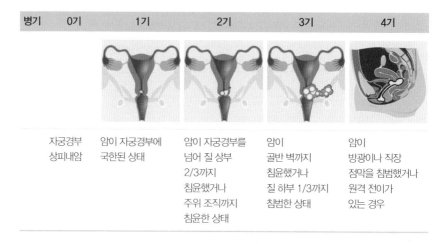

병기	0기	1기	2기	3기	4기
	자궁경부 상피내암	암이 자궁경부에 국한된 상태	암이 자궁경부를 넘어 질 상부 2/3까지 침윤했거나 주위 조직까지 침윤한 상태	암이 골반 벽까지 침윤했거나 질 하부 1/3까지 침범한 상태	암이 방광이나 직장 점막을 침범했거나 원격 전이가 있는 경우

자궁경부암 병기 구분과 치료방법

병기 구분	상태	치료방법
1A기	암이 자궁경부에만 있고, 암세포가 상피층 아래 3mm 미만으로 침윤해 있다.	원추절제술, 광범위 자궁절제술, 단순자궁적출술, 동시항암화학방사선요법
1B기	암이 자궁경부에만 있지만 암세포가 상피층 아래 3mm 이상 침윤해 있다.	
2A기	암이 질까지 퍼졌지만 질에 국한되고 자궁 주변까지는 퍼지지 않았다.	광범위 자궁적출술, 동시항암화학방사선요법
2B기	암이 질의 1/3 이상 침범했지만 골반 벽까지는 침범하지 않았다.	

3A기	암이 질의 1/3 이상 침범했지만 골반 벽까지는 침범하지 않았다.	동시항암화학방사선요법 중심, 선 동시항암화학방사선요법 후 수술 가능
3B기	암이 골반 벽까지 침범했다.	
4A기	암이 방광과 직장을 침범했다.	
4B기	① 암이 회음부, 대망, 대동맥 주위 림프절을 침범했다. ② 폐, 방광, 항문 등 원격 전이가 있다.	동시항암화학방사선요법

자궁내막암

자궁내막암은 서구에서 가장 흔한 여성 생식기 암이다. 우리나라의 경우 예전에는 많지 않았는데 산업화가 진행되면서 증가하는 추세다. 병리학적으로 여성호르몬인 에스트로겐과 관련된 1형과 에스트로겐과 연관성이 적은 2형의 2가지 타입이 있다.

자궁내막암 중 약 4/5는 1형 자궁내막암이다. 1형은 비만, 배란 장애, 에스트로겐 보충 치료 등 에스트로겐에 노출되는 요인에 의해 주로 발생한다. 초기부터 90%의 환자가 비정상 자궁 출혈을 보이기 때문에 조금만 주의하면 조기에 발견할 수 있다. 다만 폐경 전후나 폐경 이후인 50~60대 여성에게서 많이 발생하다 보니 이미 월경이 불규칙해 비정상 출혈과 구분하기 어렵다는 게 문제다. 50~60대 여성이라면 의심스러운 질 출혈 발생 시 곧바로 병원을 찾아 정확한 검사를 받는 것이 좋다.

자궁내막암의 1차 치료는 수술이다. 전(全)자궁적출술 및 양측 난관-난소절제술, 골반 림프절 절제술, 대동맥 주위 림프절 절제술을 같이 시행한

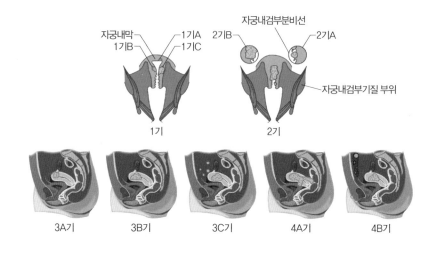

자궁내막 ─ 1기A
1기B ─ 1기C
자궁내검부분비선
2기B 2기A
자궁내검부기질 부위
1기 2기

3A기 3B기 3C기 4A기 4B기

자궁내막암의 병기

다. 나팔관과 난소 같은 부속기는 원발성 암이나 현미경적 암으로 전이될
수 있으므로 반드시 제거한다.

병기는 수술 후에 결정된다. 병기와 재발 위험인자의 유무에 따라 수술
후 보조적 방사선치료와 항암치료를 계획하고 실시한다. 또한 자궁을 제거
하면 자궁경부와 질이 만나는 지점이 잘리게 된다. 이때 질 상부와 복강을
이어주는데 이것을 '질구개(vaginal vault)'라고 한다. 이 질구개에서 암이 재발
하는 것을 막고, 림프절 병변을 없애기 위해 수술 후 보조적으로 항암치료
가 필요한 경우가 많다.

자궁내막암 병기 구분과 치료방법

병기 구분	상태	치료방법
1A기	암이 자궁내막에만 있다.	수술
1B기	암이 자궁 근육의 1/2 미만을 침범했다.	
1C기	암이 자궁 근육의 1/2 이상을 침범했다.	
2A기	암이 자궁내막을 넘어 자궁경부의 분비샘까지 침범했다.	수술, 방사선치료, 항암치료
2B기	암이 자궁내막을 넘어 자궁경부의 실질 조직까지 침범했다.	
3A기	암이 자궁 근육을 넘어 장막과 난관 및 난소를 침범했다.	선 방사선치료, 항암치료 후 수술
3B기	암이 질을 침범했다.	
3C기	암이 복강 림프절과 대동맥 림프절을 침범했다.	
4A기	암이 방광과 직장을 침범했다.	항암치료, 방사선치료
4B기	암이 폐, 유방 등 멀리 떨어져 있는 장기까지 원격 전이되었다.	

난소암

난소암은 난소에 발생하는 악성 종양으로 50~70세 사이에 가장 많이 발생한다. 자궁경부암에 이어 두 번째로 흔한 여성 암이면서 사망률은 여성암 중 가장 높다. 난소암의 약 90%를 차지하는 상피성 난소암은 초기에 증상이 거의 없어 대부분 3기 이상 진행된 상태에서 발견되기 때문에 5년 생존율이 매우 낮다.

난소암의 치료는 수술이 기본이다. 수술 후 정확한 병기를 확인하고 항

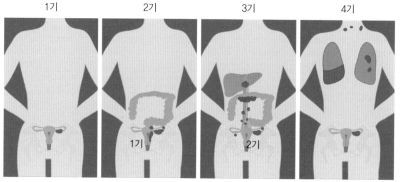

1기	2기	3기	4기
암이 한쪽 혹은 양쪽 난소에 한정된 경우	암이 난소를 벗어나 골반 내 장기, 즉 자궁, 나팔관 등으로 전이되었으나 복강 내 기관으로는 전이되지 않은 상태	암이 복강 내 기관으로 전이된 상태. 여기서 복강 내 기관으로는 간, 대장, 소장, 복강 내 림프절 등이 포함	암이 복강을 떠나 복강 외로 전이된 경우. 뇌, 폐, 목 주위 림프절 등에 전이된 경우

난소암의 병기

암치료와 방사선치료를 한다. 구체적인 치료는 암세포의 유형, 분화도, 병기, 환자의 연령이나 건강 상태 등에 따라 달라질 수 있다.

난소암은 수술하기 전에 복막 외 전이가 있는지 철저하게 평가해야 한다. 최대한 종양을 적출해 조직검사를 통해 병기를 설정한다. 난소암의 수술은 종양감축술 또는 세포감축술, 병기설정수술이라고 부르는데 일차적인 목표는 모든 원발성 암과 전이된 암을 제거하는 것이다. 전이된 암을 모두 제거하기가 어렵다면 크기를 최대한 작게 만드는 것을 목표로 한다.

수술은 병의 진행 정도와 향후 임신 계획 여부에 따라 다양한 방법으로 진행한다. 한쪽의 난소와 하나의 난관(나팔관)을 제거하는 한쪽 난관-난소

난소암 병기 구분과 치료방법

병기 구분	상태	치료방법
1A기	암이 한쪽 난소에만 있다.	
1B기	암이 양쪽 난소에만 있다.	
1C기	① 암이 한쪽 또는 양쪽 난소 표면에 있다. ② 암에 의해 난소 외막이 파열되었다. ③ 복수 혹은 복막 세척액에서 암세포가 발견되었다.	
2A기	암이 자궁과 난관(나팔관)으로 전이었다.	
2B기	암이 자궁과 난관 이외의 골반 내 조직에 퍼진 상태다.	병기와 상관없이 수술 후 항암치료
2C기	암이 자궁과 난관, 골반 내 조직에 퍼졌고, 암세포가 복수 혹은 복막 세척액에서 발견되었다.	
3A기	암이 육안으로 보기에는 골반 내에 있고, 림프절 전이도 없어 보이나 조직학적 검사에서 복막에 현미경적인 전이가 확인된 상태다.	
3B기	복막에 전이된 암 크기가 2cm 이하이고 림프절 전이가 없다.	
3C기	복막에 전이된 암 크기가 2cm 이상이고, 후복막과 서혜부 림프절 전이가 있다.	
4기	암세포가 있는 흉수가 폐에 차거나 간의 조직 등으로 원격 전이되었다.	

절제술, 양쪽의 난소와 하나의 난관(나팔관)을 제거하는 양측 난관-난소 절제술, 자궁경부를 포함한 전체 자궁을 제거하는 전자궁절제술, 복벽을 따라 복부 장기의 앞쪽으로 늘어나 있는 복막 조직의 일부를 제거하는 대망절제술, 림프절의 전체 또는 일부를 절제한 후 암세포 여부를 조직 검사하는 림프절 절제술이 포함된다.

수술 후 눈에 보이지 않는 잔여 암세포를 없애기 위해 항암치료와 방사선치료를 추가할 수 있다. 또한 1차 치료를 모두 마친 후 치료 효과를 판정하고 암이 남아 있는지 확인하기 위해 림프절과 복부의 조직 샘플을 얻기 위한 이차추시 개복술(Second Look Operation)을 시행하기도 한다.

유방암에 주로 쓰는 항암제와 부작용

항암치료는 수술하기 전에 암의 크기를 줄여 유방을 보존하거나 수술이 불가능했던 환자를 수술 가능한 상태로 만들기 위해 할 수 있다. 수술 후에는 혹시라도 남아 있을 암세포를 없애거나 재발을 예방하기 위해 많이 한다. 임상연구에 따르면 유방암 수술 후 항암제 및 항호르몬제 치료를 했을 경우 재발률이 40~50%로 낮아지고, 사망률 역시 25~30% 이상 감소하는 것으로 나타났다.

유방암에 사용할 수 있는 항암제는 무척 다양하다. 우선 수술 전 항암치료에는 주목나무에서 추출한 탁산(Taxane) 계열의 항암제와 독소루비신을 많이 사용한다. 둘 다 유방암을 치료하는 데 강력한 효과를 자랑한다. 이 두 항암제를 함께 사용하거나 최근에는 여기에 표적 치료제인 허셉틴(성분명: 트라스투주맙)을 추가로 병행하는 사례가 늘고 있다.

효과가 강력한 것에 비해 부작용은 심한 편이 아니다. 우선 유방암에 강력한 효과가 있는 탁산 계열 항암제로는 파클리탁셀(상품명: 탁솔)과 도세탁셀(상품명: 탁소티어)이 있는데, 효과도 비슷하고 부작용도 대부분 겹친다. 파클리탁셀은 골수기능 억제(호중구 감소 등), 오심, 구토, 설사, 변비, 탈모 등이 발생하고 특히 말초신경염을 흔하게 유발하고 근육통, 관절통이 오기 쉽다. 도세탁셀 역시 골수기능 저하(호중구 감소), 오심, 구토, 설사, 구내염과 말초신경병증(손발 저림), 근육통, 관절통, 과민반응(호흡곤란, 저혈압), 부종, 부정맥, 서맥, 두드러기 등이 발생할 수 있다.

일명 빨간 약으로 알려진 독소루비신(상품명:아드리아마이신)은 암세포의 DNA를 손상시켜 암을 없애는데, 효과만큼 부작용도 많다. 골수기능 저하, 오심, 구토, 탈모, 구내염 등 대부분의 세포 독성 항암제에서 나타날 수 있는 부작용 외에도 특히 부정맥과 같은 심장기능 장애가 나타날 수 있어 심장이 약한 환자는 조심해야 한다. 손톱이 검게 변하거나 눈물이 많아지고 소변 색깔이 적갈색 혹은 주황색으로 변할 수도 있다.

수술 후 항암치료는 항암제를 단독으로 사용했을 때보다 항암제의 종류와 상관없이 여러 종류의 항암제를 함께 사용했을 때 더 효과적이다. 가장 널리 이용되는 복합항암요법은 시클로포스파미드, 메토트렉세이트, 5-플루오르우라실의 3개 항암제로 구성된 CMF(cyclophosphamide, methotrexate, 5-fluorouracil) 복합항암화학요법이다. 최근에는 안트라사이클린을 포함한 약제들을 많이 사용하고 있는데 '빨간 약'으로 알려진 아드리아마이신(성분명:독소루비신)과 시클로포스파미드의 2개 항암제로 구성된 AC(Adriamycin, Cyclophosphamide)요법이 치료 성적이 우수한 것으로 나타나고 있다.

여러 가지 항암제를 함께 사용하면 그만큼 부작용도 많아지는 것 아니냐고 걱정하는 분들이 있는데 그렇지는 않다. 여러 항암제를 섞어 쓸 때는 대부분 단독으로 쓸 때보다 용량이 적어 오히려 부작용의 강도가 줄어들기도 한다.

CMF 복합항암화학요법에서 사용하는 3가지 항암제의 부작용 역시 대부분 세포 독성 항암제에서 나타나는 부작용과 일치한다. 다만 시클로포스파미드는 혈뇨(출혈성 방광염), 간기능 장애, 불임, 월경 장애, 폐기능 장애, 메토트렉세이트는 폐기능 장애, 탈모, 두드러기, 소양증, 간독성, 두통, 요통, 어지럼증, 신장독성, 5-플루오르우라실은 피부 변화 · 착색, 수족증후군이 나타날 수 있다. 부작용의 종류가 다양하지만 자주 나타나는 부작용은 아니니 크게 걱정할 필요는 없다.

　　수술 후 항호르몬치료도 매우 중요하다. 유방암의 경우 여성호르몬과 밀접한 관련이 있기 때문에 겨드랑이 림프절 전이가 있든 없든, 호르몬 수용체가 양성인 환자는 항암치료를 마친 후 항호르몬치료를 해야 한다.

　　대표적인 항호르몬제가 타목시펜이다. 타목시펜은 폐경 여부와 관계없이 호르몬 수용체를 차단하는 표준요법이다. 폐경 후 여성에서는 호르몬 수용체 양성 유방암세포의 증식을 자극할 수 있는 호르몬인 에스트로겐을 억제하는 아로마타제 억제제인 아나스트로졸(상품명:아리미덱스), 레트로졸(상품명:페마라), 엑세메스탄(상품명:아로마신) 등을 타목시펜 대신 사용하거나 타목시펜 사용 후 추가하는 것이 타목시펜만 사용하는 것보다 더 낫다는 연구 결과가 나오고 있다. 타목시펜 혹은 아로마타제 억제제의 사용 기간은 5년 이상이다. 타목시펜을 5년 사용한 후 폐경이 된 여성들에게는 아로마타제 억제제인 레트로졸을 추가로 5년 더 사용할 수 있다.

　　항호르몬제는 항암제에 비하면 심각한 부작용은 거의 없다. 하지만 인위적으로 여성호르몬을 억제하다 보니 다양한 형태의 부작용이 나타나고, 이로 인해 고통받는 여성이 많다.

호르몬 수용체 양성인 유방암에 호르몬요법으로 가장 많이 사용하는 타목시펜의 경우 일반적으로 이상 반응이 거의 없거나 경미하지만 안면 홍조, 발한, 초조, 우울, 불면, 질 분비물 증가, 일시적인 혈소판감소증, 오심, 구토, 체중 증가 등이 나타날 수 있다.

아로마타제 억제제인 아나스트로졸(상품명:아리미덱스)도 부작용이 경미하다. 하지만 너무 많이 투여하면 에스트라디올이라는 여성호르몬이 비정상적으로 줄어들고, 관절통, 성욕 감소 및 위장 장애가 나타날 수 있다. 레트로졸(상품명:페마라)은 오심, 구토, 복통, 두통, 피로감, 홍조, 말초부종, 발진, 골다공증 등이 나타나고, 엑세메스탄(상품명:아로마신)은 오심, 구토, 식욕부진, 피로감, 불안, 불면증, 현기증, 근육통, 부정맥, 림프구감소증, 골다공증 등의 부작용이 주로 나타난다.

유방암에 사용하는 항암제와 부작용

이름	종류	투여방식	특성	부작용
파클리탁셀 (상품명: 탁솔)	세포 독성 항암제	주사제	수술 전 항암치료 탁산 계열 항암제	호중구감소증, 골수기능 억제, 오심, 구토, 말초신경 독성, 근육통, 관절통
도세탁셀 (상품명:탁소티어)	세포 독성 항암제	주사제	수술 전 항암치료 탁산 계열 항암제	호중구 감소, 골수기능 억제, 오심, 구토, 설사, 구내염, 말초신경병증(손발 저림), 근육통, 관절통, 호흡곤란, 저혈압, 부종, 부정맥, 서맥, 두드러기
독소루비신 (상품명: 아드리아마이신)	세포 독성 항암제	주사제	수술 전 항암치료 수술 후 시클로포스파미드와 함께 사용	골수기능 저하, 오심 및 구토, 식욕부진, 탈모, 피부 변화와 착색(손톱), 구내염, 설사, 피부 괴사, 심장기능 장애(부정맥 등), 눈물 많아짐, 적갈색 혹은 주황색 소변

시클로포스파미드	세포 독성 항암제	주사제	수술 후 CMF 복합항 암화학요법 항암제	오심, 구토, 식욕부진, 골수기능 저하, 탈모, 피부 변화 · 착색, 혈뇨(출혈성 방광염), 구내염, 설사, 간기능 장애, 불임, 월경 장애, 폐기능 장애
메토트렉세이트	세포 독성 항암제	주사제	수술 후 CMF 복합항 암화학요법 항암제	오심, 구토, 식욕부진, 구내염, 설사, 골수기능 저하, 폐기능 장애, 탈모, 두드러기, 소양증, 간독성, 두통, 요통, 어지럼증, 신장독성
5-FU	세포 독성 항암제	주사제	수술 후 CMF 복합항 암화학요법 항암제	골수기능 저하, 오심, 구토, 구내염, 설사, 탈모, 피부 변화 · 착색, 수족증후군, 점막염, 식욕부진, 피부염, 발진

유방암에 사용하는 항호르몬제와 부작용

이름	종류	투여방식	특성	부작용
타목시펜	항호르몬제	먹는 약	폐경 여부와 상관 없이 항암치료 후 시행	안면 홍조, 발한, 초조, 우울, 불면, 질 분비물 증가, 일시적인 혈소판 감소증, 오심, 구토, 체중 증가
아나스트로졸 (상품명:아리미덱스)	항호르몬제	먹는 약	폐경 이후 여성	관절통, 성욕 감소 및 위장 장애
레트로졸 (상품명:페마라)	항호르몬제	먹는 약	폐경 이후 여성	오심, 구토, 복통, 두통, 피로감, 홍조, 말초부종, 피부 발진, 골다공증
엑세메스탄 (상품명:아로마신)	항호르몬제	먹는 약	폐경 이후 여성	오심, 구토, 식욕부진, 피로감, 불안, 불면증, 현기증, 근육통, 부정맥, 림프구감소증, 골다공증

자궁경부암에 주로 쓰는
항암제와 부작용

  자궁경부암에 가장 많이 쓰이는 항암제는 '시스플라틴'이다. 자궁경부암 1B~2A기일 때는 광범위 자궁적출술 후 결과에 따라 추가로 항암치료와 방사선치료를 하는 것이 기본이다. 이때 시스플라틴을 6주간 매주 투여했을 때 생존율이 의미 있게 증가하는 것으로 알려져 있다. 2B~4기에는 시스플라틴을 단독으로 매주 투여하면서 방사선치료를 병행하는 동시항암화학방사선요법(CCRT)이 가장 적절한 치료법이다.

  재발성 자궁경부암일 경우에는 증상을 완화하고 삶의 질을 향상하면서 생존율을 증가시키기 위해 항암치료를 한다. 이때 주로 사용하는 항암제는 시스플라틴, 파클리탁셀, 토포테칸, 비노렐빈, 젬시타빈, 이포스파미드 등이다. 이 항암제들은 단독으로 사용했을 때 효과가 있으며, 특히 시스플라틴은 편평세포암종 치료 효과가 가장 좋다.

  요즘은 여러 항암제를 함께 사용하는 복합항암화학요법도 많이 시행한다. 시스플라틴을 단독으로 사용했을 때보다 효과도 우수하고 생존율도 더 높다는 보고들이 있다. 또한 전이성 자궁경부암 환자들을 대상으로 표적치료제인 세툭시맙(상품명: 얼비툭스)과 엘로티닙(상품명: 타세바), 베바시주맙(상품명: 아바스틴)을 시도하는 중이다.

  꾸준한 연구와 노력으로 자궁경부암의 항암치료 효과는 좋아지고 있지만 항암제 부작용은 여전하다. 자궁경부암에 효과가 가장 좋은 시스플라틴의 경우 오심 및 구토, 식욕부진, 골수기능 저하, 신장기능 장애, 말초신경

자궁경부암에 사용하는 항암제와 부작용

이름	종류	투여방식	특성	부작용
시스플라틴	세포 독성 항암제	주사제	가장 효과가 좋은 항암제	오심, 구토, 식욕부진, 골수기능 저하, 신장기능 장애, 말초신경병증(손발 저림), 시력 장애, 청력 장애, 심혈관계 부작용, 과민반응, 빈혈
파클리탁셀 (상품명:탁솔)	세포 독성 항암제	주사제	단독 혹은 시스플라틴과 병합요법으로 사용	호중구감소증, 골수기능 억제, 오심, 구토, 말초신경 독성, 근육통, 관절통
토포테칸	세포 독성 항암제	주사제	단독 혹은 시스플라틴과 병합요법으로 사용	골수기능 저하, 오심, 구토, 변비, 설사, 복통, 탈모, 피로, 구내염, 두통
비노렐빈	세포 독성 항암제	주사제	단독 혹은 시스플라틴과 병합요법으로 사용	골수기능 저하, 오심, 구토, 말초신경병증(손발 저림), 변비, 말초정맥염(주사 부위 통증, 발적), 피부 괴사, 탈모
젬시타빈	세포 독성 항암제	주사제	단독 혹은 시스플라틴과 병합요법으로 사용	오한, 열감, 피로, 오심, 구토, 설사, 변비, 골수기능 저하, 간 기능 장애, 피부 발진
세툭시맙 (상품명:얼비툭스)	표적 치료제	먹는 약	전이성 자궁경부암	얼굴, 두피 등 온몸 여드름성 발진, 가려움증, 피부 건조감, 다모증, 손발톱 염증, 오심, 구토, 구내염, 설사
엘로티닙 (상품명:타세바)	표적 치료제	먹는 약	전이성 자궁경부암	피부 발진, 오심, 구토, 식욕저하, 설사, 기침
베바시주맙 (상품명:아바스틴)	표적 치료제	주사제	전이성 자궁경부암	전신쇠약감, 두통, 복통, 구토, 설사, 변비, 백혈구 수치 저하, 구내염, 탈모, 단백뇨, 고혈압, 소화기 천공

병증(손발 저림), 시력 장애, 청력 장애, 심혈관계 부작용, 과민반응 등의 부작용이 나타날 수 있다.

시스플라틴과 병합요법으로 사용하는 파클리탁셀은 골수기능 저하(호중구 감소 등), 오심, 구토 등이 발생하고, 특히 말초신경병증을 흔하게 유발하고 근육통, 관절통이 생기기 쉽다. 토포테칸은 골수기능 저하, 오심 및 구토, 변비, 설사, 복통, 탈모, 피로, 구내염, 두통 등이, 비노렐빈은 골수기능 저하, 오심 및 구토, 말초신경병증(손발 저림), 변비, 말초정맥염(주사부위 통증, 발적), 피부 괴사, 탈모 등이, 젬시타빈은 오한, 열감, 피로, 오심 및 구토, 설사, 변비, 골수기능 저하, 간기능 장애, 피부 발진 등이 발생할 수 있다.

◇◇◇◇◇◇◇◇◇ 자궁내막암에 주로 쓰는 ◇◇◇◇◇◇◇◇◇ 항암제와 부작용

자궁내막암의 경우 대부분 광범위 자궁적출술을 한 후 항암치료와 방사선치료를 한다. 우선 병기가 1기나 2기이면서 종양의 크기가 클 경우, 혹은 3기나 4A기이면서 방사선치료를 한 경우에는 시스플라틴을 단독으로 투여하거나 시스플라틴과 5-FU를 1주에 1회 또는 3주에 1회 투여하는 것이 일반적이다.

재발성 자궁내막암의 경우 항암치료는 완치보다는 증상을 완화시키고 생존기간을 늘리려는 목적으로 짧은 기간 동안 시행한다. 주로 백금 계열의 시스플라틴, 탁센, 독소루비신과 같은 안트라사이클린계 항암제 등이 효과가 있는 것으로 알려져 있다. 병합화학요법으로는 독소루비신과 시스플라틴을 함께 사용하거나 카보플라틴과 파클리탁셀, 독소루비신, 시스플라틴을 함께 사용하는 TAP요법을 주로 시행한다. 자궁내막암에 사용하는 항암제는 대부분 유방암과 자궁경부암에 사용하는 항암제와 비슷하다.

자궁내막암에 사용하는 세포 독성 항암제는 종류에 따라 조금씩 차이가 있지만 골수기능 저하, 오심, 구토, 식욕부진, 말초신경병증(손발 저림), 설사, 탈모, 피부 변화와 착색 등이 대부분 나타난다. 이 외에 시스플라틴은 독소가 신장에 영향을 미쳐 신장기능을 저하시키고, 심혈관계 부작용, 과민반응, 시력과 청력 장애를 일으키기도 한다. 5-FU(플루오르우라실)의 경우 손발이 붓고 저리거나 감각이 이상해지면서 붉어지고 가려운 수족증후군이 나타날 수 있다. 파클리탁셀은 공통적인 부작용 외에 근육통과 관절통이 생기기 쉽고, 독소루비신은 부정맥과 같은 심장기능 장애가 생길 수 있어 주의가 필요하다.

세포 독성 항암제 외에 요즘은 표적 항암치료제도 연구 중이다. 현재 자궁내막암이 재발한 환자를 대상으로 넥사바(성분명: 소라페닙), 아바스틴(성분명: 베바시주맙), HER2라는 유전자가 증가했을 때 허셉틴(성분명: 트라스투주맙)을 적용하고 있다.

표적 치료제는 세포 독성 항암제에 비해 부작용이 덜하지만 구토, 오심, 설사, 골수기능 저하, 탈모, 구내염 등 항암치료를 받을 때 많이 나타나는 부작용이 생길 수 있다. 아바스틴의 경우 드물기는 하지만 천공이나 출혈, 고혈압, 신증후군 등이 나타나기도 한다.

자궁내막암은 여성호르몬과 밀접한 관련이 있어 호르몬치료가 필요한 경우가 많다. 대표적인 호르몬제는 프로게스테론 제제로 진행 또는 재발성 자궁내막암을 치료하는 데 사용한다. MPA(medroxyprogesterone acetate)라는 프로게스테론은 재발성 자궁내막암을 치료할 때 첫 단계로 사용하는 약물이다. 암이 잘 분화되었거나 프로게스테론 수용체(PR)가 양성인 환자에게 효과가 좋다. 여성호르몬을 억제하는 타목시펜은 먹는 약으로 반응이 있을 때까지는 계속 복용한다.

프로게스테론 제제는 심각한 부작용은 없지만 여성호르몬인 황체호르몬을 억제하는 약이어서 유방에 압통이 생기고, 생리 양이 변화하고 여드름이 날 수 있다. 이 외에도 부종, 간지러움, 발진, 출혈, 구토, 두통, 졸음, 나른함 등이 생길 수 있지만 대부분 시간이 지나면 좋아진다. 타목시펜 역시 부작용이 거의 없거나 경미하지만 안면 홍조, 발한, 초조, 우울, 불면, 질 분비물 증가, 일시적인 혈소판감소증, 오심, 구토, 체중 증가 등이 나타날 수 있다.

자궁내막암에 사용하는 항암제와 부작용

이름	종류	투여방식	특성	부작용
시스플라틴	세포 독성 항암제	주사제	진행, 재발 암에 많이 쓰는 항암제	오심, 구토, 식욕부진, 골수기능 저하, 신장기능 장애, 말초신경병증(손발 저림), 시력 장애, 청력 장애, 심혈관계 부작용, 과민반응. 빈혈
5-FU	세포 독성 항암제	주사제	진행성 자궁내막암	골수기능 저하, 오심, 구토, 구내염, 설사, 탈모, 피부 변화 · 착색, 수족증후군, 점막염, 식욕부진, 피부염, 발진

파클리탁셀 (상품명: 탁솔)	세포 독성 항암제	주사제	진행성 자궁내막암	호중구감소증, 골수기능 억제, 오심, 구토, 말초신경 독성, 근육통, 관절통
독소루비신 (상품명: 아드리아마이신)	세포 독성 항암제	주사제	재발성 자궁내막암	골수기능 저하, 오심 및 구토, 식욕부진, 탈모, 피부 변화와 착색(손톱), 구내염, 설사, 피부 괴사, 심장기능 장애(부정맥 등), 눈물 많아짐, 적갈색 혹은 주황색 소변
카보플라틴	세포 독성 항암제	주사제	재발성 자궁내막암	혈소판감소증과 같은 골수 억제 작용, 오심, 구토, 설사
베바시주맙 (상품명:아바스틴)	표적 치료제	주사제	재발성 자궁내막암	전신쇠약감, 두통, 복통, 구토, 설사, 변비, 백혈구 감소, 구내염, 탈모, 단백뇨, 고혈압, 소화기 천공
트라스투주맙 (상품명:허셉틴)	표적 치료제	먹는 약	재발성 자궁내막암 HER2 유전자 증가할 때	심부전, 호중구 감소, 백혈구 감소, 혈소판 감소, 빈혈, 과민증, 식욕부진, 어지러움, 구토, 오심, 손발톱 이상, 탈모, 홍반
프로게스테론제제	항호르몬제	주사제 질정제	재발성 자궁내막암 프로게스테론 양성일 경우	유방압통, 간지러움, 발진, 출혈, 구토, 두통, 졸음, 나른함, 부종, 생리량 변화
타목시펜	항호르몬제	먹는 약	폐경 여부와 상관없이 항암치료 후 시행	안면 홍조, 발한, 초조, 우울, 불면, 질 분비물 증가, 일시적인 혈소판감소증, 오심, 구토, 체중 증가

난소암에 주로 쓰는 항암제와 부작용

난소암은 병기가 암이 난소 한쪽에만 있는 1A일 경우에는 수술로 암을 제거하고 항암치료나 방사선치료를 하지 않아도 된다. 하지만 암의 분화도가 나쁘거나 복수나 복막 세척액에서 악성 세포가 발견되면 수술 후 항암치료를 해야 한다. 이때 기본적으로 사용하는 항암제는 시스플라틴과 같은 백금제와 탁산 계열이다. 몸이 약한 여성의 경우에는 시스플라틴 대신 백금 계열의 카보플라틴을 단독으로 사용하기도 한다. 카보플라틴은 시스플라틴에 비해 부작용이 적지만 재발을 막고 생존율을 늘리는 데 도움이 되는 것으로 알려져 있다.

진행성 난소암의 경우에는 항암치료가 필수다. 파클리탁셀과 카보플라틴 병합요법이 표준 치료이며, 에토포시드도 사용할 수 있다. 표적 치료제인 베바시주맙(상품명:아바스틴)을 사용하면 신생 혈관을 억제해 진행을 막는 데 효과가 있으므로 표준 항암요법인 카보플라틴과 파클리탁셀에 베바시주맙을 3주마다 함께 투약하기도 한다.

재발성 난소암인 경우에는 시스플라틴과 카보플라틴 같은 백금 계열의 항암제, 파클리탁셀과 도세탁셀 같은 탁산 계열 항암제, 토포테칸, 젬시타빈, 에토포시드, 리포소말, 독소루빈신과 표적 치료제인 베바시주맙(상품명: 아바스틴)을 득실을 따져 사용한다.

난소암을 치료하는 기본 항암제인 탁산 계열의 항암제는 골수기능 저하, 오심, 구토, 손발 저림과 같은 말초신경병증이 흔하게 발생한다. 근육통과 관절통도 비교적 빈번하게 나타난다. 백금 계열의 항암제인 시스플라틴과 카보플라틴도 골수기능 저하, 오심, 구토, 신장기능 장애, 말초신경병증, 청력 장애, 과민반응 등이 나타날 수 있다. 이 밖에 젬시타빈은 오한, 열감, 피로, 오심 및 구토, 설사, 변비, 골수기능 저하, 간기능 장애, 피부 발진 등이, 표적 치료제인 아바스틴은 전신 쇠약감, 구내염, 고혈압, 두통, 구토, 설사 등이 나타날 수 있지만 증상이 비교적 경미한 편이다.

난소암에 사용하는 항암제와 부작용

이름	종류	투여방식	특성	부작용
시스플라틴	세포 독성 항암제	주사제	진행, 재발성 난소암	오심, 구토, 식욕부진, 골수기능 저하, 신장기능 장애, 말초신경병증(손발 저림), 시력 장애, 청력 장애, 심혈관계 부작용, 과민반응
카보플라틴	세포 독성 항암제	주사제	진행, 재발성 난소암	오심, 구토, 골수기능 저하, 말초신경병증(손발 저림), 구내염, 간기능 장애, 과민반응, 청력 장애, 탈모
파클리탁셀 (상품명: 탁솔)	세포 독성 항암제	주사제	진행, 재발성 난소암	호중구감소증, 골수기능 억제, 오심, 구토, 말초신경 독성, 근육통, 관절통
도세탁셀 (상품명:탁소티어)	세포 독성 항암제	주사제	진행, 재발성 난소암	호중구 감소, 골수기능 억제, 오심, 구토, 설사, 구내염, 말초신경병증(손발 저림), 근육통, 관절통, 호흡곤란, 저혈압, 부종, 부정맥, 서맥, 두드러기
토포테칸	세포 독성 항암제	주사제	재발성 난소암	골수기능 저하, 오심, 구토, 변비, 설사, 복통, 탈모, 피로, 구내염, 두통
젬시타빈	세포 독성 항암제	주사제	재발성 난소암	오한, 열감, 피로, 오심, 구토, 설사, 변비, 골수기능 저하, 간 기능 장애, 피부 발진
독소루비신 (상품명: 아드리아마이신)	세포 독성 항암제	주사제	재발성 난소암	골수기능 저하, 오심 및 구토, 식욕부진, 탈모, 피부 변화와 착색(손톱), 구내염, 설사, 피부 괴사, 심장기능 장애(부정맥 등), 눈물 많아짐, 적갈색 혹은 주황색 소변
에토포시드	세포 독성 항암제	주사제	재발성 난소암	골수기능 억제, 오심, 구토, 구내염
베바시주맙 (상품명:아바스틴)	표적 치료제	주사제	진행성 난소암	전신쇠약감, 두통, 복통, 구토, 설사, 변비, 백혈구 수치 저하, 구내염, 탈모, 단백뇨, 고혈압, 소화기 천공

07

갑상선암, 전립선암, 혈액암에 많이 쓰는 항암제와 대표적인 부작용

■■■ 최근 들어 급증하는 암으로 갑상선암과 전립선암을 빼놓을 수 없다. 하지만 다행히도 갑상선암과 전립선암은 비교적 착한 암이다. 완치될 가능성도 크고, 5년 생존율도 상당히 높다. 다른 암에 비해 성장 속도가 늦고, 다른 부위로 잘 전이되지 않기 때문이다.

반대로 치료가 쉽지 않은 암도 있다. 바로 '혈액암'이다. 발생률은 전체 암의 5%로 한국인에게 비교적 많이 발생하며, 말 그대로 혈액에 생기는 암이어서 더 위험하다. 하지만 혈액암 종류에 따라 효과적인 항암제가 속속 개발되면서 조기에 발견해 적절한 치료만 하면 완치도 가능하다.

갑상선암의 항암치료

갑상선암은 내분비 기관에 발생하는 가장 흔한 악성종양으로 전체 암의 약 1%를 차지한다. 갑상선암은 크게 '잘 분화된 갑상선암'과 '기타 갑상선암'으로 나뉘며 조직학적 모양과 암의 기원세포, 분화 정도에 따라 유두암, 여포암, 수질암, 역형성암(미분화암)으로 구분한다. 갑상선암의 90~95%는 여포세포에서 기원하는 분화암으로 유두암, 여포암, 휘틀세포암 등이 여기 속한다. 이 중 유두암이 약 80%, 여포암은 10%, 휘틀세포암은 3%를 차지한다.

갑상선암의 최선의 치료법은 수술이다. 종양의 크기, 주위 조직으로의 침범, 림프절 전이의 범위와 원격 전이 유무 등을 고려해 수술 범위를 결정한다. 수술 후에는 부족한 호르몬을 보충하고, 재발을 막기 위해 갑상선호르몬제를 복용한다. 갑상선자극호르몬(TSH)은 세포 성장을 촉진하고 암세포 침습이 증가하므로 신지로이드와 같은 인공적으로 합성한 갑상선호르몬을 생리적 농도 이상으로 투여해 갑상선자극호르몬 분비를 억제한다. 갑상선 유두암 및 여포암 환자 중 재발 위험이 높은 고위험군 환자의 경우 추가로 방사선 요오드 치료를 시행할 수 있다.

갑상선암은 일반적으로 항암치료에 잘 반응하지 않기 때문에 일반적으로 다른 암처럼 수술 후 보조적인 요법으로 항암치료를 하지 않는다. 다만 소포기원 분화갑상선암이 전이된 경우 독소루비신이나 시스플라틴과 같은 항암화학요법을 시행하기도 하는데 약 25% 정도에서 일시적인 부분 완화를 보이며 심한 독성을 수반한다.

갑상선암은 거의 대부분 완치되고 생존율이 100%에 가깝다. 하지만 재발성 또는 전이성 갑상선암의 경우 예후가 나쁘고 방사성 요오드요법이 들지 않을 수도 있다. 이러한 한계를 극복하고자 최근에는 갑상선암의 발생과 진행에 관여하는 신호전달계를 표적으로 하는 넥사바와 같은 표적 치료제들을 전 세계적으로 임상시험 중이다.

전립선암의 항암치료

전립선암은 서양의 경우 남성 암 중 가장 흔한 암이다. 우리나라도 최근 서구화의 영향으로 전립선암의 빈도가 급격히 증가하는 추세다.

전립선암의 치료는 병의 진행 단계에 따라 차이가 있다. 국소 전립선암의 경우 완치를 목적으로 근본적인 치료를 하지만 다른 장기로 퍼진 전이 전립선암의 경우 국소치료는 의미가 없다. 이때는 전신치료가 필요하다.

국소 전립선암의 경우 일차적인 치료방법은 암세포를 깨끗하게 절제하는 근치적 전립선절제술이다. 국소 진행 전립선암일 경우에는 2가지 이상의 병합요법이 필요하다. 현재까지는 방사선치료와 호르몬요법을 병행하는 것이 일반적이지만 최근에는 수술요법의 비중이 커지고 있다.

암이 전립선을 벗어나 주위 장기, 림프절, 뼈, 폐 등으로 전이되어 완치가 어려운 암으로 진행된 경우에는 남성호르몬을 없애는 호르몬요법을 시행한다. 남성호르몬은 전립선 암세포의 성장을 촉진시키기 때문에 이 호르몬의 생성을 차단하거나 기능을 억제시킴으로써 전립선암의 진행을 막거나 진행 속도를 늦출 수 있다.

혈액암의 항암치료

혈액암은 혈액에 종양이 생기는 것으로 백혈병, 림프종, 다발성골수종 등이 대표적이다. 한국인의 10대 암 중 하나로, 백혈병으로 더 많이 알려진 암이기도 하다. 백혈병은 말초 혈액 속에 비정상 백혈구(백혈병세포)가 병적으로 증식하는 병으로 발병 후 빠른 경과를 보이는 것을 급성백혈병, 완만한 경과를 보이는 것을 만성백혈병이라고 한다.

예전에는 백혈병을 말초 혈액의 백혈구가 증식하는 병이라고만 알고 있었다. 하지만 미성숙한 세포가 골수에서 증식하며 백혈병의 주원인이 골수에 있다는 것이 밝혀졌다. 결국 백혈병은 미성숙 백혈병세포가 골수에서 증식하는 병인 셈이다.

백혈병이 골수가 주요 병변이라면 림프종은 림프절이 주요 병변이다. 림프종은 B-림프구, T-림프구, 자연살해세포(natural killer, NK세포), 또는 림프구와 조직구에서 기원하는 림프세포 증식 질환으로 단일 질환이 아니고 이질성 질환의 집합체다. 비호지킨 림프종은 우리나라 전체 악성 림프종의 95.6%를 차지하며 호지킨 림프종은 4.4%를 차지한다.

혈액암은 다른 고형 암과는 다르게 암세포가 피를 타고 우리 몸 구석구석을 돌아다니기 때문에 수술로 암을 없애는 것이 불가능해 항암제로 치료한다. 백혈병세포는 다른 정상 세포보다 분열 능력이 강해 빠르게 증식한다. 이 특징을 겨냥한 것이 항백혈병제다. 항백혈병제는 백혈병세포를 죽이는 항암제라 이해하면 된다.

급성백혈병에 사용하는 항암제는 메토트렉세이트(MTX), 시클로포스파미드, 빈크리스틴, 다우노루비신, 아드리아마이신, 블레오마이신 등이다. 메토트렉세이트는 백혈병세포가 대사나 성장을 하는 데 꼭 필요한 대사물질을 막아 백혈병을 치료하는 항암제로 구토, 구내염, 설사 등의 부작용이 나타날 수 있다. 드물기는 하지만 폐렴과 간염 같은 심각한 부작용이 나타나기도 한다.

메토트렉세이트 외에도 세포 분열을 억제하는 항생제 중에서 항암작용을 하는 다우노루비신, 아드리아마이신, 블레오마이신 그리고 DNA 분열을 억제하는 시클로포스파미드와 빈크리스틴 등이 혈액암을 치료하는 데 사용된다. 이런 항암제는 세포 분열이 왕성한 세포를 표적으로 하기 때문에 암세포뿐만 아니라 원래 세포의 교체가 빠른 골수, 소화관점막, 모발 등이 공격을 당하기 쉽다. 이로 인해 골수 억제, 구내염, 설사, 오심, 구토, 탈모 등의 부작용이 흔히 나타난다. 이 밖에도 시클로포스파미드는 출혈성 방광염, 다우노루비신과 아드리아마이신은 심근 장애, 빈크리스틴은 말초신경병증, 블레오마이신은 폐섬유종의 부작용이 보고되고 있다.

혈액암을 항암제로 치료하는 데는 한계가 있다. 백혈병세포는 항암제에 내성이 잘 생기고, 부작용으로 항암치료를 충분히 하기 어려운 경우가 있기 때문이다. 항암제에 대한 내성을 극복하는 가장 좋은 방법은 조혈모세포다. 항암치료로 병든 조혈모세포를 없애고, 건강한 조혈모세포를 이식하면 백혈병을 비롯한 혈액암은 대부분 완치할 수 있다.

요즘은 표적 치료제 연구도 활발하다. 표적 치료제는 백혈병의 항암제에 대한 내성을 해결할 수 있는 대안이다. 현재 사용하고 있는 표적 치료제는 '글리벡'으로 만성백혈병을 효과적으로 치료할 수 있는 것으로 알려져 있다.

혈액암에 사용하는 항암제와 부작용

이름	종류	투여방식	특성	부작용
메토트렉세이트	세포 독성 항암제	먹는 약, 주사제	급성백혈병	구토, 구내염, 설사, 드물지만 폐렴과 간염
다우노루비신	세포 독성 항암제	주사제	급성백혈병	정맥주사 부위 통증, 구토, 구내염, 일시적인 심장 박동 이상, 탈모, 골수기능 저하, 설사, 손톱 검게 변색, 피부 착색, 붉임
독소루비신 (상품명: 아드리아마이신)	세포 독성 항암제	주사제	급성백혈병	골수기능 억제, 오심 및 구토, 식욕부진, 탈모, 피부 변화와 착색, 구내염, 설사, 피부 괴사, 심장기능 장애(부정맥 등)
블레오마이신	세포 독성 항암제	주사제	급성백혈병	폐 독성(폐 섬유화), 구토, 발열, 색소침착
시클로포스파미드	세포 독성 항암제	주사제	급성백혈병	골수 억제, 출혈성 방광염, 오심, 구토, 탈모
빈크리스틴	세포 독성 항암제	주사제	급성백혈병, 림프종	말초신경병증, 변비, 설사, 고혈압, 저혈압, 당뇨, 팔모, 골수기능 저하
글리벡	표적 치료제	먹는 약	만성백혈병	골수기능 저하, 빈혈, 두통, 구토, 오심, 설사, 부종, 체중 증가, 근육통, 발진, 피로 및 복통

Part 03

항암치료 부작용은 줄이고, 효과를 높이는 면역 암 치료

01
왜 항암치료 할 때
면역 암 치료가
필요할까?

▬▬ 많은 암 환자가 암보다 항암치료가 더 무섭다고 말한다. 초기에 발견해 수술만으로 깨끗하게 암을 없앨 수 있다고 하면 안도하며 기뻐하는 것도 이 때문이다.

실제로 항암치료는 만만치 않다. 암을 죽이려다 사람까지 죽겠다는 생각이 들 정도로 과정이 혹독하다. 그래도 암에게 무릎을 꿇지 않으려면 모질게 마음먹고 항암치료를 해야 한다. 하지만 어찌나 힘든지 고령이거나 체력이 약한 사람들은 견뎌내질 못한다. 최악의 경우 항암치료를 받느라 고생은 고생대로 하다 허무하게 세상을 떠난 분들도 있다.

이렇게 항암치료를 하며 감내해야 할 고통이 크다 보니 암이 너무 많이 진행된 경우에는 항암치료를 포기하는 사람들도 있다. 남은 생을 항암치료를 받으며 고통받느니 통증을 관리하며 먹고 싶은 음식 먹고, 하고 싶었던 일 하면서 생을 정리하겠다는 것이다. 하지만 면역 암 치료가 대중화되면서 항암치료에 대한 생각도 바뀌기 시작했다. 항암치료와 면역 암 치료를 병행하면 부작용을 최소화하면서 암을 효과적으로 치료할 수 있다는 것이 밝혀졌기 때문이다.

면역 암 치료는 말 그대로 면역력을 높여주는 치료법이다. 암을 직접적으로 없애는 것은 아니지만 면역력이 강화되면 암세포가 몸에 발을 못 붙이도록 면역세포가 방어하기 때문에 암이 증식하고 전이, 재발되는 것을 막을 수 있다. 또한 면역력이 좋으면 항암치료의 부작용이 줄고, 항암치료 효과가 배가 되기 때문에 점점 더 항암치료와 면역 암 치료를 병행하는 환자가 늘어나는 추세다.

면역력과 항암치료 부작용은 반비례한다

우리 몸은 암이나 바이러스에 대항하며 스스로를 보호하는 강한 방어 체계를 갖고 있는데 이런 시스템을 '면역'이라고 한다. 대표적인 면역세포로는 백혈구와 대식세포가 있다. 백혈구는 혈액 속에서 외부 물질에 대항해 우리 몸을 보호하고, 대식세포는 병원체를 잡아먹고 녹여버린다. 백혈구의 일종인 림프세포 중에서도 'T세포'는 암세포의 특정 항원을 인식해 암세포를 공격하며, 'NK세포'는 종양, 감염세포 및 그 밖의 나쁜 균들이 스스로 없어지도록 만드는 효소를 분비해 세포를 파괴하면서 암의 줄기세포를 제거하는 방식으로 암의 증식과 전이를 막는 것으로 알려져 있다.

이러한 면역세포들의 기능이 활발한 사람은 면역력이 강해 암과 같은 병원체를 효과적으로 물리칠 수 있다. 그러나 항암치료 부작용으로 음식을 잘 섭취하지 못하면 면역세포가 잘 생성되지 못하고 결과적으로 면역력이 떨어진다. 게다가 암은 끊임없이 면역체계에 적응하면서 양의 탈을 쓴 늑대처럼 면역세포들이 인식하지 못하도록 숨어 면역력이 떨어지면 항암치료를 해도 암세포가 죽지 않는 일이 발생한다.

항암치료를 받을 경우 부작용을 피하기는 어렵다. 아무런 부작용 없이 항암치료를 수월하게 받는 사람은 거의 없다. 정도의 차이만 있을 뿐 대부분이 다양한 종류의 부작용을 다양한 강도로 겪는다. 어떤 사람은 가벼운 감기를 앓듯 비교적 수월하게 지나가지만 어떤 사람은 죽다 살아나는 것처럼 지독한 부작용에 시달리기도 한다.

왜 사람마다 부작용의 강도가 다를까? 답은 '면역력'에 있다. 면역력이 좋으면 부작용을 덜 겪고, 면역력이 떨어지면 부작용을 심하게 앓는다. 따라서 암 환자들은 항암치료 효과를 높이고 부작용을 완화하기 위해서 면역력을 강화시켜야만 한다.

면역력을 강화해 부작용을 극복하고 좋은 결과를 얻는 환자들의 사례는 많다. 양지숙 씨도 그중 하나다. 양지숙 씨는 유난히 부작용이 심해 고통스러워하던 환자였다. 10여 년 전에 유방암 진단을 받고 오른쪽 유방을 일부 절제하고 항암치료를 받은 분인데, 암의 크기는 2cm가 안 되었지만 림프절까지 전이되어 항암치료가 불가피했다. 항암치료를 8회, 방사선치료를 30회 정도 했는데, 부작용으로 이만저만 고통스러운 것이 아니었다. 머리가 다 빠지고, 피부는 검게 변하고, 손바닥과 발바닥이 저려 처음에는 일상생활을 하기조차 버거웠다. 그래도 이를 악물고 움직였다. 아프다고 누워 있지 않고 억척스럽게 집안일을 하고, 날마다 집 앞에 있는 산을 올랐다.

열심히 노력한 덕분에 6~7년은 건강하게 살았다. 한때 암 환자였다는 것도 까맣게 잊을 정도로 평화로운 일상이 계속됐다. 그런데 어느 날부터 허리가 끊어질 듯이 아프기 시작했다. 처음에는 단순히 허리통증인 줄 알고 물리치료를 받았는데, 몇 달이 지나도 차도가 없었다. 그러다 유방암 수술을 받았던 병원에서 1년에 한 번씩 하는 정기검진을 받았는데 놀랍게도 허리, 골반, 갈비뼈, 쇄골에 암이 전이되었다고 했다.

바로 항암치료를 시작했다. 처음 유방암에 걸렸을 때는 아드리아마이신과 시클로포스파미드라는 항암제를 투여했다. 그런데 항암제는 어느 정도 사용하면 내성이 생기기 때문에 전이가 된 후에는 탁셀이라는 항암제로 바꿔 치료를 했다.

부작용은 대단했다. 속이 울렁거리고, 음식이 들어가면 구토가 나서 음식을 제대로 먹을 수가 없었다. 소화가 잘 안 되고 설사가 잦아 늘 기운이 없고, 금방이라도 땅이 꺼질 것처럼 어지러웠다. 근육통과 관절통도 심했다. 약 4개월 동안 총 6회에 걸쳐 항암치료를 받았는데, 항암치료를 받고 며칠 동안은 온몸을 흠씬 두들겨 맞은 것처럼 쑤시고 아파 견디기 힘들었다. 그렇게 힘겹게 항암치료를 받았는데 결과는 기대 이하였다. 암이 약간 줄기는 했지만 그동안 감내한 고통이 무색할 정도로 효과가 미미했다.

"효과도 별로인데, 꼭 항암치료를 받아야 하나요?"

양지숙 씨는 삶의 의지를 내려놓고 항암치료를 거부했다. 의사는 그래도 항암치료를 하지 않으면 암이 더 빠른 속도로 증식할 수 있으니 먹는 항암 제라도 복용해야 한다고 설득했다. 결국 젤로다라는 항암제를 복용하기 시작했는데, 이 또한 부작용이 만만치 않았다. 손톱과 발톱이 때가 낀 것처럼 까매지고, 손발이 온통 각질 투성이로 변했다. 손발이 저려 제대로 서기도 힘들고, 물건 하나 잡기도 어려웠다. 결국 효과는 둘째 치고 부작용을 이기지 못해 자의로 먹는 항암제를 끊었다.

양지숙 씨가 면역 암 치료에 관심을 갖게 된 것은 그때부터였다. 항암치료를 받는 동안 약해질 대로 약해진 몸부터 추스르고 싶었다. 항암치료를 받던 병원에서도 면역력이 좋아지면 암과 싸울 힘도 생기고 부작용도 덜할 것이라며 면역 암 치료를 권했던 터라 바로 한방병원을 찾아가 면역 암 치료를 받기 시작했다.

일주일에 3회 면역 암 치료를 받았다. 면역력을 강화하고 종양을 억제하는 데 효과가 있다고 검증된 한약을 꾸준히 복용하며, 내원할 때마다 면역 약침, 쑥뜸요법을 비롯한 여러 가지 치료를 병행했다. 한 달쯤 지나자 건강 상태가 많이 좋아졌고, 두 달쯤 되었을 때부터는 허리의 통증을 거의 느끼지 못할 정도로 호전되었다.

면역 암 치료를 시작한 지 석 달이 되었을 때 양방병원에서 검사를 받았다. 항암치료를 하지 않았으니 암이 더 진행되었을 거라 생각했는데, 오히려 암의 크기가 살짝 줄어든 듯한 모습이었다. 병원에서는 몸이 좋아졌으니 다시 항암치료를 하라고 권했다. 기껏 건강을 회복했는데 다시 항암치료를 받아야 하는지 고민스러웠다. 고민 끝에 항암치료를 받기로 결정했다. 몸이 좋아지니 다시 항암치료를 시작할 용기가 생긴 것이다. 항암치료 날짜를 잡은 뒤 면역력을 강화해주는 치료를 집중적으로 받은 다음 항암치료를 받았다.

"정말 신기해요. 이번에는 항암치료를 받는 것 같지도 않아요. 속이 살짝 메슥거리기는 해도 식사를 못 할 정도는 아니고, 몸도 그렇게 처지지 않네요."

항암치료를 끝내고 내원한 양지숙 씨는 환한 얼굴로 신기하다는 듯이 말했다. 이후 양지숙 씨는 몇 차례 더 항암치료를 했는데, 여전히 다양한 형태의 부작용이 나타나기는 했지만 예전처럼 심하지는 않았다.

면역 암 치료를 받는다고 부작용이 완전히 사라지는 것은 아니다. 그러나 적어도 부작용의 고통을 완화시키는 데는 확실히 도움이 된다. 항암치료를 받을 때마다 먹지 못해 식사 시간 때마다 울던 환자가 면역 암 치료를 병행하면서 식사를 하게 되는 경우는 흔하다.

사실 잘 먹기만 해도 면역력은 좋아진다. 항암제가 골수를 파괴해 면역력을 약화시키기도 하지만 잘 먹지 못해 면역력이 더 약해지는 경우가 많다. 따라서 오심, 구토, 식욕부진과 같이 식사를 방해하는 부작용만 덜해도 훨씬 암과 싸우기가 쉽다. 잘 먹어 우리 몸에 필요한 영양소를 골고루 섭취하면 손상된 세포도 빨리 회복되고, 면역력이 좋아져 암세포를 제압하기도 쉽다.

독일에서의 연구에 따르면 종양 환자 500명을 비교 분석한 결과 영양치료로 면역력을 향상시켰을 때 체중감소, 구토, 구역질, 식욕부진, 위장질환, 빈혈 등 삶의 질 수치가 평균 60% 이상 향상된 것으로 나타났다.[5] 이는 암 환자가 수술, 항암, 방사선과 같은 치료 후 신속하게 특수 영양관리를 하는 것이 매우 중요하다는 것을 보여준다. 또한 부작용으로 인해 먹지 못할 때 그대로 방치하면 면역력은 더 떨어지고 부작용이 더 심해지는 악순환이 되풀이될 수밖에 없음을 반증하는 연구 결과이기도 하다.

면역 암 치료,
항암치료 효과를 늘린다

면역 암 치료를 항암치료의 대안으로 생각하는 분들이 있다. 실제로 여러 번 암이 재발해 수술이 불가능하고, 더 이상 쓸 수 있는 항암제도 없을 때 마지막으로 지푸라기라도 잡는 심정으로 면역 암 치료를 시작하는 분이 적지 않다. 그런 분들의 기대에 부응이라도 하듯이 병원에서 더는 방법이 없다는 가슴 무너지는 소리를 들은 분들이 면역 암 치료를 받고 호전된 경우도 상당히 많다.

---

5 Schauder P, ¡°Ernaehrung und Tumorerkrankungen¡±, Institute fuer Psychosomatik und Psychotherapie der University Koeln, 1991

하지만 면역 암 치료는 항암치료를 대신하는 치료법이 아니다. 오히려 항암치료의 효과를 배가시켜 암의 완치를 돕고, 전이와 재발을 막는 데 큰 도움이 된다. 대안 치료법이라기보다는 항암치료와 호흡을 맞춰 최상의 치료 효과를 끌어내는 병합 치료법이라고 보는 것이 적절하다.

면역세포들의 감시 기능은 크기가 큰 암 덩어리보다는 개별 암세포를 발견해서 파괴하는 역할을 훨씬 잘 수행한다. 따라서 수술, 방사선치료, 항암치료 등으로 암 덩어리를 제거한 후에 면역 암 치료를 하면 효과가 배가된다. 뿐만 아니라 면역세포는 암세포의 미세 전이를 파괴하고 전이가 되는 암세포를 제거할 수도 있다.

항암치료와 면역 암 치료를 병행하면 항암치료만 단독으로 했을 때보다 훨씬 결과가 좋다는 것은 이미 여러 연구 결과에서 입증된 상태다. 최근 강동경희대한방병원 한방암센터의 연구 결과에서 고령의 암 환자들을 대상으로 조사한 결과에 따르면 단독으로 항암치료를 받은 환자들보다 한방 면역 암 치료를 병행한 환자들의 생존기간이 2배 이상 차이가 나는 것으로 나타났다. 항암치료만 받은 환자들의 생존기간이 3.9개월이었던 데 비해 병행한 경우는 10.2개월로 2.5배 이상 높았다.

소화 흡수를 도우며 전신의 영양 상태를 개선해 면역력을 높이는 한약이 항암치료 효과를 높이고 부작용을 줄여준다는 것을 입증한 연구 결과도 많다. 한약 중에서도 체력이나 면역력을 향상시켜주는 대표적인 처방은 보중익기탕, 십전대보탕, 인삼양양탕 등을 들 수 있다.

보중익기탕은 기력을 보충하는 대표적인 한약으로 여러 연구에 따르면 암세포를 죽이는 NK세포가 더 활발하게 움직이도록 해 암의 증식을 억제한다고 한다. 일본의 나가오 등은 유방암 수술 후 항암제 투여 환자 26명을 대상으로 보중익기탕 복용 유무 임상연구(RCT)를 했는데, 보중익기탕 복용 군에서 면역부활작용을 확인할 수 있었고, 비복용군보다 장기간 항암제 사용이 가능했다고 보고했다.

오오하라 등은 위암, 대장암, 유방암 등에서 항암제를 투여한 178명의 환자를 대상으로 보중익기탕 병용군, 인삼양영탕 병용군, 항암치료 단독군으로 나누어 임상연구(RCT)를 한 결과 자각증상, 타각증상, 전신 개선도 모두 한약 투여군이 항암치료만 한 군에 비해 유의한 개선을 보였다. 항암제 부작용은 한약 투여군에서도 나타났지만 심각한 정도는 아니었으며, 보중익기탕 투여군의 경우 식욕부진이 확실하게 개선되었다고 한다.

암 치료와 관리에 많이 사용하는 십전대보탕은 몸이 허해 전신 쇠약이 심하고 빈혈이 있을 때 사용하는 대표적 보약이다. 실험연구에서 약해진 대식세포, 세포상해성 T세포(CTL)와 자연살해(NK) 세포 기능이 부활한다는 근거가 확인되었고, 종양 축소 효과와 전이, 발암 억제 효과도 나타났다.

일본의 한 연구에 따르면 십전대보탕은 카보플라틴 항암제의 부작용인 골수 억제를 유의하게 경감시키는 동시에 카보플라틴 혈중 농도를 높여, 항암제 효과를 높일 수도 있다고 보고했다. 후지와라 등도 여성 암에 대해 카보플라틴과 도세탁셀을 함께 사용할 때 십전대보탕을 투여하면 골수 억제를 경감시킬 수 있다고 보고했다.

인삼양영탕은 마르고 허약한 사람의 식욕부진과 피로를 개선하는 데 도움이 되는 십전대보탕과 보중익기탕을 합한 처방이다. 한 보고에 따르면 이 처방으로 골수간세포와 골수미소환경에 영향을 주어 항암치료 부작용

중 하나인 혈소판 감소를 경감시킨다고 한다.

2006년 버클리대학 연구진이 세계적인 암 학술지인 〈JCO〉에 기고한 논문에 따르면, 진행성 비소세포성 폐암에 백금 기반 항암제와 황기 기반 한약을 병행했을 때 항암치료 부작용은 줄고 항암효과는 강화돼 생존율이 향상된다고 보고했다.

항암치료는 부작용이 심하다는 것도 문제지만 항암제가 반응하지 않는 게 더 큰 문제다. 그런데 항암제는 내성이 잘 생기기 때문에 암이 재발한 경우 사용할 수 있는 항암제도 제한되고, 그마저도 반응률이 낮아 환자들의 시름이 깊어지는 경우가 많다. 이런 경우에도 면역 암 치료는 큰 도움이 될 수 있다.

60대 중반의 최애란 씨는 4년 전 위암으로 위를 전부 절제하고 항암치료를 받았다. 6개월 동안 옥살리플라틴을 6회 맞고, 먹는 항암제인 젤로다를 꾸준히 복용했다. 부작용으로 이루 말할 수 없이 고통스러웠지만 견뎌냈다. 최소한 두 아이를 결혼시킬 때까지는 살아야 한다는 일념으로 열심히 항암치료를 받았고, 끝내 암을 이길 수 있었다.

이후 최애란 씨는 다시는 암을 만나지 않기 위해 생활습관을 통째로 바꿨다. 짜고 맵게 먹던 식습관도 바꾸고, 귀찮아 잘 움직이지 않던 나쁜 습관도 고치기 위해 노력했다. 그런데 노력이 부족했던 것일까? 얼마 전부터 소화가 잘 안 되고 변비가 생겨 병원에 갔더니 대장에서 암이 재발했다고 했다.

암이 크기도 하고 개수가 여러 개여서 먼저 항암치료를 하고 수술을 하기로 했다. 항암제는 5-FU와 옥살리플라틴+류코보린을 섞은 폴폭스를 사용했다. 그런데 항암제를 단독으로 사용했을 때보다 폴폭스의 효과가 좋다고 했는데, 어찌 된 일인지 효과가 좋지 않았다. 항암제가 반응을 하지 않은 것이다. 손발이 저리고 구내염과 탈모가 심각해도 암이 죽기만 한다면 참을 수 있을 것 같은데, 효과가 미미하자 기운이 빠졌다. 항암치료가 듣지 않으니 이제 죽을 수밖에 없다는 생각이 들면서 만사가 귀찮고 한편으론 억울했다.

그런 최애란 씨에게 평소 친자매처럼 지내던 지인이 면역 암 치료를 권했다. 지인도 항암제가 잘 듣지 않아 여러 차례 항암제 종류를 바꾸며 고생했는데, 면역 암 치료를 함께 받으면서 톡톡히 효과를 보았다는 것이다. 면역 암 치료를 병행하면 그냥 항암치료만 할 때와 효과가 확실히 다르다며 적극적으로 권했다.

사실 선택의 여지가 없었다. 밑져야 본전이라는 마음으로 면역 암 치료를 받기 시작했는데, 기적과도 같은 일이 벌어졌다. 거듭된 항암치료에도 꿈쩍도 않던 암세포가 반응을 보였다. 무려 크기가 30%나 줄어든 것이다. 병원에서도 크게 놀란 눈치였다. 최애란 씨는 이후 면역 암 치료를 하면서 두 차례 더 항암치료를 하고 수술을 할 수 있었다.

최애란 씨의 사례처럼 항암치료와 면역 암 치료를 함께 받아 기대 이상의 좋은 결과를 얻은 분이 많다. 그리고 항암치료가 끝난 후에도 꾸준히 면역 암 치료를 하면 암이 재발할 위험이 현저히 낮아지는 것으로 알려져 있다.

면역 암 치료는 암과의 싸움에서 든든한 지원군이다. 암이 발생했을 때 수술이나 항암치료 없이 면역 암 치료만으로 암의 뿌리를 뽑아 완치하기는 어렵다. 하지만 수술을 잘 견뎌내고, 항암치료의 효과를 배가시켜 암과 싸우는 시간을 단축시키고, 또다시 암이 고개를 들지 못하게 하는 데는 결정적인 역할을 한다. 면역 암 치료에 대한 관심이 날로 급증하는 것은 다 이런 이유 때문이다.

한방, 양방 통합 면역 암 치료가 필요하다

면역 암 치료의 핵심은 면역력을 높이는 것이다. 사실 우리 몸에는 암세포를 비롯해 우리 몸을 병들게 하는 나쁜 세균이나 바이러스가 늘 공존한다. 다만 면역력이 강할 때는 면역세포가 이들을 충분히 처리할 수 있기 때문에 암이나 질병에 걸리지 않을 뿐이다. 반대로 면역력이 약해지면 그 틈을 놓치지 않고 암세포가 세를 불리면서 암 덩어리로 자란다. 그래서 암이나 질병을 치료할 때 면역력을 높이는 것은 매우 중요하다.

면역력을 높이는 방법은 크게 한방치료와 양방치료로 구분할 수 있다. 이미 앞에서도 이야기했듯이 한약은 암을 억제하고 부작용을 줄이는 데 도움이 된다. 여러 실험 논문에서 한약이 암세포를 죽이고 면역 시스템을 향상시키며 신생 혈관 생성을 방해해 암 전이를 억제한다는 것을 보여주었다. 실제 인체를 대상으로 한 임상시험들에서도 한약이 생존기간을 늘릴 수 있고, 삶의 질을 향상시키거나 항암제의 독성을 줄여 항암제의 종양 억제 반응성을 증가시킬 수 있다는 것을 입증했다. 여러 실험논문과 임상연

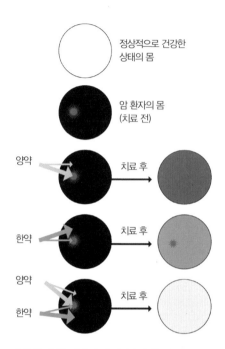

정상적으로 건강한
상태의 몸

암 환자의 몸
(치료 전)

양약　치료 후

한약　치료 후

양약
한약　치료 후

○은 몸 전체를 의미. ○에 채워진 회색은 건강 상태를
표현한 것으로 회색이 짙을수록 건강하지 않다.

● 암 병소를 표현한 것

양약과 한약 병행 암 치료

구 모두 항암화학요법과 한약이 결합되었을 때 항암화학요법 약물의 효능 농도를 올리고 항암제의 독성 반응들을 낮출 수 있었음을 입증한 것이다. 한약 외에도 면역약침, 면역 비훈요법, 면역 온열요법 등의 한방치료가 항암효과를 높이고 부작용을 줄여주는 것으로 밝혀졌다.

한방치료뿐만 아니라 현대의학에서 발전한 면역 암 치료도 다양하다. 고주파 온열 암 치료, 고농도 비타민요법, 셀레늄요법, 미슬토요법, 싸이모신 알파-1 요법, 거슨요법, 바이오 포톤요법 등 역시 NK세포를 활성화시키고, 면역세포가 암세포를 더 잘 인식할 수 있도록 돕는 치료법이다. 또한 항암치료로 인한 부작용을 완화시키고 항암치료의 효능을 향상시키는 것으로 나타나 이미 독일, 미국 등에서는 오래전부터 암을 치료하는 데 적극적으로 면역치료를 시행하고 있다.

면역력을 높이는 데 한방, 양방 치료법을 구분할 이유가 없다. 임상적으로 보면 어느 한 가지 면역요법만 시행했을 때보다 다양한 면역요법을 병행했을 때 결과가 더 좋기 때문이다. 한방이든 양방이든 면역력을 높이는 데 도움이 되는 치료는 다 아군이다. 효과와 안전성이 입증된 치료법이라면 적극적으로 다양한 치료법을 적용해보는 것이 좋다. 사람마다 잘 반응하는 치료법이 다를 수 있으므로 여러 치료법을 시도하면서 가장 잘 맞는 치료법들을 찾아내면 그만큼 결과도 좋아진다.

실제로 양·한방 통합 면역 암 치료를 하는 일본에서 2010년에 실시한 설문조사 결과는 양·한방

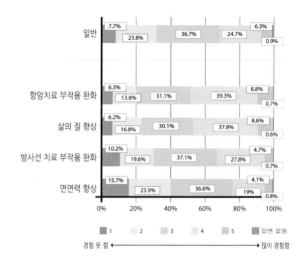

암 치료를 한 일본 의사들의 한약 효과 경험(일본 의사 900명 대상)

통합 면역 암 치료가 필요함을 보여주고 있다. 연구팀은 일본 내 각 지역의 지정된 주요 암 센터 병원 124곳에 근무하는 의사 900명을 대상으로 조사했는데, 의사 중 92.4%가 한약을 써본 경험이 있으며 73.5%는 암 환자를 대상으로 한약을 사용한 것으로 나타났다. 그 결과 항암제 부작용 개선이 70.4%, 면역자극 효과 55.6%, 삶의 질 향상 67.9%, 방사선 부작용 개선 64.9%를 경험했다는 통계를 발표했다.[6]

---

6 Ito A etc. First nationwide attitude survey of Japanese physicians on the use of traditional Japanese medicine (kampo) in cancer treatment. Evid Based Complement Alternat Med. 2012;2012:957082.

02

한방 면역 암
치료법

■■■■ 처음 암이 생기면 대부분 양방병원을 찾아가 검사를 받고 상태에 따라 수술, 항암치료, 방사선치료를 받는다. 하지만 생각보다 암이 잘 치유되지 않고, 항암치료를 반복하는 동안 몸이 약해질 대로 약해지면 그제야 '한방 면역 암 치료'로 눈을 돌린다.

이마저도 그리 오래되지 않았다. 최근 한방 면역 암 치료가 암을 이기는 데 도움이 된다는 것이 과학적으로 입증되고, 실제로 더 이상 방법이 없었던 암 환자들이 한방 면역 암 치료로 삶의 질을 높이고, 생존기간을 늘리는 사례가 소개되면서 관심을 갖게 된 것이다.

하지만 한의학에서는 이미 오래전부터 암에 대한 연구를 해왔다. 암을 포함한 종양 전체로 범주를 넓히면 기원전 12세기부터 시작되었고, 현대의학에서 말하는 암에만 국한시키면 명나라 때부터 암을 본격적으로 연구했다고 봐야 한다. 줄잡아 2천 년이 족히 넘는 긴 세월 동안 암을 비롯한 종양에 관심을 갖고 치료법을 연구한 것이다.

현재 주목받고 있는 한방 면역 암 치료는 면역약침, 면역 발효한약, 면역 비훈요법, 면역 온열요법 등이다. 이름은 다소 생소할 수 있어도 근본은 역시 증상보다는 병의 원인에 주목해 본질적으로 병을 치유하는 한의학에 있다.

면역약침

면역약침은 항암효과와 인체의 면역력을 강화하는 효과가 입증된 한약재 추출액을 약침을 이용해 경혈에 직접 주입하는 면역 암 치료법이다. 한약 형태로 복용하면 위에서 소화되고 장에서 흡수되어 혈관을 타고 돌면서 면역력을 높이고 암세포를 억제한다. 하지만 면역약침은 기와 혈이 모였다 흩어지는 경혈에 직접 주입하기 때문에 바로 혈관을 타고 퍼진다. 그만큼 효과도 신속하게 나타난다.

무엇보다 면역약침은 위와 장에서 소화, 흡수하는 과정이 필요 없어 위장이 좋지 않은 분 혹은 항암제 부작용으로 입으로 음식이나 약을 넘기기 어려운 분들에게 큰 도움이 된다. 금식 중에도 치료가 가능하다는 것도 장점이다.

면역약침은 기본적으로 암세포를 억제하고 면역세포의 증식과 성장을 촉진해 면역력을 강화한다. 뿐만 아니라 항암제의 부작용을 줄여주고, 항암제 내성이 생기는 시기를 늦춰주기도 한다. 실제로 항암제 부작용이 너무 심해 고통스러워하는 분들이 면역약침을 맞고 많이 호전돼 무사히 항암 치료를 마치고, 일상생활을 무리 없이 한 예가 많다.

면역약침에 사용하는 약재는 다음과 같다. 모두 의학적으로 항암 및 면역력 강화 효과가 입증된 약재들이다.

① GS 약침

산양산삼에는 면역력을 강화하고 암세포를 사멸시키는 '진세노사이드(Ginsenoside)'라는 성분이 풍부하다. 뿐만 아니라 암세포 증식을 억제하는 활성 성분인 파낙시돌(Panaxydol)과 파낙시놀(Panaxynol) 성분이 함유되어 있다. 이런 성분을 증류·추출한 것이 GS 약침이다.

산양산삼 약침의 항암효과를 입증한 연구 결과는 많다. 2004년 대한약침학회지에 발표된 논문[7]에 따르면 산양산삼 약침은 폐암 세포를 죽이는 효능(세포 독성)이 높은 농도에서 관찰되었으며, 암세포가 스스로 죽도록 유도하는 것으로 나타났다. 또한 한 증례 연구에서도 GS 약침이 폐암 치료에 효과가 있음이 입증되었다. 연구에서는 편평상피폐암 환자에게 주 2회 2mL

---

[7] 농도별 산양산삼 증류 약침의 apoptosis에 관한 실험적 연구, 대한약침학회지, 2004

의 GS를 7개월간 처치한 후 CT 검사를 했는데, 종양의 크기가 줄어든 것으로 나타났다.

② DCHC 약침

동충하초에서 증류·추출한 것으로 암의 성장 및 전이를 억제하고 면역력을 강화하는 효과가 있다. 동물실험에서 면역세포인 T세포를 자극해 림프구의 생존을 연장하고, 자연살해세포를 활성화하고, 종양괴사인자와 대식세포나 림프구에서 분비되는 면역 조절 물질인 인터루킨-1의 생산을 증가시키는 것으로 밝혀졌다. 한 증례 연구에서는 동충하초를 이용한 한약 처방이 췌장암과 임파종 환자의 종양을 감소시켰다는 보고가 있다.

③ BDO 약침

백두옹에서 증류·추출한 것으로 항암효과가 있다. 백두옹은 할미꽃 뿌리인데, 백두옹의 주성분인 풀사킬라 사포닌 D(Pulsatilla saponin D)가 암의 성장을 억제한다.

④ SGT 약침

생강나무에서 증류·추출한 것으로 암의 성장 및 전이 억제 효과가 있다. 한 연구에서 생강나무 추출물이 흑색종 세포에서 금속단백분해효소가 활성화되거나 발현하는 것을 억제하는 효과가 있다고 보고했다. 암이 폐로 전이된 동물을 대상으로 한 실험에서도 항암효과가 입증되었다. 폐암에 걸린 동물에게 생강나무 추출물을 주입한 결과 집단을 이룬 암세포 수가 감소한 것이다.

⑤ HK 약침

황기에서 증류·추출한 것으로 면역력을 강화하고 항암치료로 인한 부작용을 완화시키는 효과가 있다. 108명의 암 환자를 대상으로 무작위대조군 연구를 진행한 결과, 황기약침을 맞은 그룹이 그렇지 않은 대조군보다 삶의 질이 높았던 것으로 나타났다. 다른 연구에서는 오심과 구토가 심한 폐암 환자에게 황기약침을 주입했을 때, 아무런 처치를 하지 않은 그룹에 비해 오심과 구토 발생률이 유의미하게 감소했다고 보고했다.

⑥ TH 약침

황금, 황련, 황백, 치자에서 증류·추출한 것으로 진통 소염 작용이 있어 암성 통증 및 염증을 완화시키는 효과가 있다.

⑦ HHJ 약침

홍화자에서 증류·추출한 것인데, 홍화자는 국화과에 속하는 식물로 그 안의 씨앗을 말한다. TH 약침과 마찬가지로 진통 소염 작용이 있어 암성 통증 및 염증을 완화시키는 효과가 있다.

⑧ 행인약침

살구씨와 복숭아씨 등에 들어 있는 아미그달린이라는 성분을 추출해 사용하는 약침이다. 아미그달린의 항암효과는 서구에서도 레트릴(laetrile)요법이라는 이름으로 사용하고 있다. 아미그달린은 암세포를 파괴하고 암으로 인해 발생하는 통증을 줄이는 효과가 있다. 독일, 스페인, 멕시코 등에서는 아미그달린 화합물을 이용한 레트릴요법을 시행해왔는데, 행인약침의 경우 아미그달린의 순도가 95%로 레트릴요법의 70~75%보다 높다. 또한 살구씨와 복숭아씨에 함유된 로다네제(Rhodanese), 벤즈알데히드(Benz aldehyde), 베타 글루코시드(β-glucoside) 성분은 통증을 완화시켜주는 효능이 있는 것으로 알려져 있다.

⑨ 섬수 약침

두꺼비의 피부에서 분비되는 분비물을 채취, 정제해 세로토닌 트립토판을 비롯한 전구체를 분리해 만든 약침이다. 세로토닌이 함유되어 있어 우울증, 불면증, 스트레스를 완화하는 효과가 있다. 암 환자는 불면, 우울과 스트레스를 받으면 면역력이 약해질 수 있으므로 섬수약침으로 우울증을 달래고 스트레스를 완화시키면 암을 치료하는 데 도움이 된다.

⑩ 초오 약침

초오는 미나리아재비과에 속한 놋젓가락나물의 뿌리를 건조한 한약재다. 초오에는 아코니틴(aconitine)이라는 성분이 들어 있는데, 근골격계 통증은 물론 말기 암의 통증을 완화시키는 효과가 있다. 이 아코니틴이라는 성분을 특수한 방법으로 법제해서 강

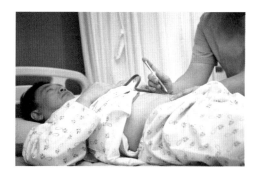

력한 진통, 소염 효과가 있는 아코닌(aconine)으로 전환하고, 아코닌 성분을 추출해 농축 건조한 다음 약 1/3,000의 농도로 희석시켜 사용한다. 초오는 진통 효과가 뛰어난 만큼 독성이 강해 정확한 진단하에 적절한 농도를 준수해서 주입하는 것이 중요하다.

면역 발효한약

면역 발효한약은 면역약침과 더불어 한방 면역요법을 대표하는 치료법이다. 산양산삼을 비롯해 옻나무 추출액, 황기, 동충하초 등 종양을 억제하고 면역기능을 높여주는 약물을 발효시켜 사용한다. 산양산삼을 발효시키면 산양산삼의 주요 성분인 진세노사이드가 활성 물질로 바뀌어 생체에 대부분 이용되므로 체질과 관계없이 약물의 효과를 볼 수 있다.

발효한약은 한약재 본래의 기본 성분이 잘 흡수되도록 저분자 구조로 분해되어 필수 아미노산, 필수 지방산이 생성된다. 소화, 흡수가 쉬운 형태로 분해되기 때문에 항암 및 방사선치료로 소화 기능이 약해진 암 환자들에게 부담이 없다. 발효에 사용하는 미생물은 진균, 효소, 세균 가운데 안전성이 과학적으로 입증된 식용 미생물이라 안전하다.

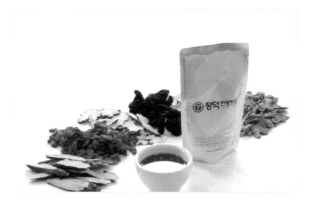

발효 과정에서 생리활성 물질이 풍부해진다는 것도 장점이다. 면역 발효 한약의 재료로 많이 쓰이는 산양산삼의 경우 주요 성분인 진세노사이드는 단일 성분의 비활성 물질(pro-drug)이어서 개인에 따라 흡수율은 차이가 날 수 있다. 하지만 발효 과정에서 진세노사이드가 활성 물질로 바뀌어 흡수율이 훨씬 높아진다.

항산화 물질과 항생 물질도 발효를 통해 생성된다. 뿐만 아니라 중금속이나 농약 성분 등 인체에 해로운 여러 가지 독소가 제거되어 일반 한약보다 더 안전하고 더 효과가 좋을 수 있다.

한방 항암 경구제

면역 발효한약이 위에 부담이 적고 항암효과도 좋지만 한약 자체를 잘 먹지 못하는 분들이 있다. 이런 분들을 위해 항암효과가 있는 한약재를 정제해 알약처럼 먹을 수 있게 만든 것이 '한방 항암 경구제'다. 한약에 대한 거부감이 없어도 워낙 복용법이 간단해 많은 환자가 선호한다.

한방 항암 경구제의 종류는 다양하다. 의학적으로 항암효과가 검증된 한약재를 사용해 암을 효과적으로 억제할 뿐만 아니라 항암 부작용을 줄여주는 일석이조 효과를 자랑한다.

① 소시올W 캡슐

옻나무 추출물인 건칠에서 알레르기 유발 물질인 우루시올(urushiol)을 제거하고, 항암 물질인 설프레틴(sulfuretin), 후세틴(fusetin), 피세틴(fisetin) 등을 주성분으로 만든 경구 한약재다. 건칠은 예로부터 어혈을 없애주는 명약으로 알려져 있으며 실험과 임상연구에서 암세포의 증식뿐만 아니라 전이와 재발을 억제하는 효능이 확인되었다. 암세포의 비정상적인 특이 유전자가 정상기관 세포로 분화하도록 유도하고, 위장을 보호해 항암제 및 방사선치료로 나타날 수 있는 구토, 소화불량, 위염 등을 억제하는 효과도 있다.

② 소시올H 캡슐

유향에서 추출한 보스웰산(boswellic acid), 몰약나무 껍질에서 추출한 구굴스테론(guggulsterone), 주목나무 껍질에서 추출한 탁산 등을 주성분으로 만든 약이다. 모두 면역력 강화와 항암효과가 입증된 성분이다. 특히 주목나무 껍질의 탁산 성분은 양방 항암제에서도 많이 사용하는 물질로 강력한 항암효과를 자랑한다.

③ GS pill

산양산삼 배양근을 증류해서 농축한 후 동결 건조시켜 간편하게 복용할 수 있도록 알약 형태로 만든 것이다. 환자의 면역력을 높여주며 항암효과가 탁월하다.

④ SGT(생강나무 추출 약재)

생강나무(황매목)에서 추출한 약재를 증류·농축한 후 분말화해 경구약으로 만든 것이다. 항산화 작용과 천연 항암효과가 있으며 양방 항암제의 내성이 발현되는 시점을 늦춰준다. 또한 다른 항암제와 함께 사용하면 항암제 효과를 증진시키는 역할을 한다.

⑤ JD항암단

우황, 산자고, 유향, 몰약 등으로 구성된 약재로 암의 신생 혈관 생성을 억제해 암의 전이를 막고 종양의 퇴축을 유도한다. 또한 종양으로 인한 염증을 억제하고 정상 세포 조직을 보호한다. 연구에 따르면 항암치료 중 JD항암단을 병행하면 신생 혈관 생성이 현저하게 억제되고, 종양 크기가 감소하는 효과가 있는 것으로 나타났다.

⑥ JD건칠단

옻나무 추출물인 건칠에서 알레르기 유발 물질인 우루시올을 제거한 것이다. 종양의 자연세포 사멸(Apoptosis)을 유도하고, 항암치료의 부작용인 말초신경세포 손상과 정상 조직의 손상을 억제한다.

⑦ JD면역단

최근 면역 증진 물질로 중요시되고 있는 황기, 여정자, 저령 등 각종 한방 약물과 면역력을 활성화시키는 작용을 하는 후두고, 밀환균 등 버섯에서 추출한 다당체로 만든 한방 면역 항암제다. 자연살해세포와 대식세포를 활성화시켜 면역력을 강화하고, 항암제로 인해 감소된 백혈구, 호중구를 회복시키는 역할을 한다.

⑧ JD어혈단

삼칠근, 동충하초 등으로 구성된 한방 항암제로 특히 폐암에 탁월한 효능을 보인다. 폐암을 인위적으로 발생시킨 동물 모델 실험에서 폐암에 대한 효능이 검증되었다. 즉, JD어혈단은 신호 전달에 관여하는 세포 내 STAT3와 H-Ras 단백질을 감소시켜 폐암세포인 A549 세포 증식을 억제하고, 암세포가 스스로 죽는 세포 자멸(apoptosis)을 촉진하는 것으로 확인되었다. 또한 A549/CR1 세포 성장을 억제, 내성세포에서도 효과가 있는 것으로 나타나 향후 항암내성세포에 대한 효과가 기대되는 약물이다.

⑨ JD건칠계복정

건칠은 옻나무 추출물로 예로부터 어혈을 없애는 명약으로 유명하다. 계지복령환 역시 한의학에서 자궁근종, 생리통과 같은 부인과 질환을 치료하는 명약으로 알려져 있다. 건칠계복정은 건칠과 계지복령환을 결합한 처방으로 실험적, 임상적으로 암세포의 증식, 전이, 재발을 억제하는 효능이 확인되었다.

면역 비훈요법(면역 훈증요법)

훈증요법은 면역력 증진에 도움이 되는 약물을 네블라이저를 통해 증기로 만들어 코로 흡입하는 치료법이다. 금식 중에도 치료가 가능하고, 위장관 계통의 암 환자와 항암 및 방사선치료 부작용으로 구토, 식욕부진, 소화불량 등의 소화 장애가 심각한 분들에게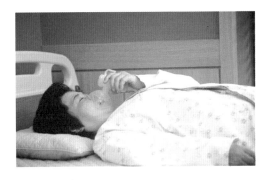
도움이 된다. 뿐만 아니라 비훈요법은 약
물 입자를 코와 입으로 흡입해 말초 기관
지와 비강 주변의 점막 조직에 흡수시키
는 치료법이라 설암, 편도암, 후두암, 폐
암, 뇌종양 등에서 더 좋은 효과를 기대
할 수 있다.

훈증요법에서 많이 사용하는 약물은 SGT, HK, CM 3가지다. SGT는
생강나무에서 정제·가공·추출한 약물로 천연 항암·항산화 효과가 있고,
항암제 내성이 생기는 것을 늦춰준다. 생강나무에는 베타시토스테롤(Beta
Sitosterol)을 포함해 항암작용에 유효한 피토스테롤(Phytosterol)이 함유되어
있다.

HK는 황기에서 정제·가공·추출한 용액으로 고농도의 사포닌(saponin)을
함유하고 있어 항암작용이 뛰어나다. CM은 천마에서 정제·가공·추출한
용액으로, BBB(뇌혈관 장벽)를 통과하며 대량의 뇌신경전달물질 및 전구체를
보유하고 있기 때문에, 특히 뇌종양 및 뇌전이 환자의 뇌부종, 뇌혈류를 개
선하는 효과가 있다.

면역 온열요법(쑥뜸)

면역 온열요법은 쑥뜸이라고도 불린다. 쑥은 한의학에서 오랫동안 약재

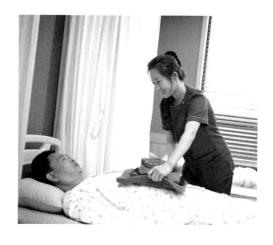

로 사용해왔으며, 몸을 따뜻하게 하는 효능을 갖고 있다. 암을 예방하고 치료하기 위해서는 기혈순환을 촉진하고 몸을 따뜻하게 만드는 것이 중요한데, 면역 온열요법이 바로 그러한 역할을 한다.

면역력은 체온과 밀접한 관련이 있다. 체온을 1℃ 올리면 면역력은 5배 증가하며, 자율신경계를 활성화해 혈액순환 및 대사순환이 원활해진다. 결국 면역력이 강화되어 암의 성장과 신생 혈관 생성이 억제된다. 한 연구에서 항암치료로 면역력이 약해진 환자들에게 온열요법을 시행한 결과, 면역세포의 한 종류인 백혈구가 증가한 것으로 보고되었다.

면역 온열요법은 통증을 완화시키는 데도 도움이 된다. 항암치료 중에는 복통, 근육통, 두통, 관절통 등 다양한 부위에 통증이 나타날 수 있는데 면역 온열요법으로 체온을 높이면 통증 유발 물질이 줄어들고, 국소 혈류 순환을 증가시켜 통증을 줄일 수 있다.

암으로 인한 통증은 무척 극심하다. 특히 말기에 접어들면 일반 진통제는 거의 듣지 않기 때문에 강력한 마약성 진통제에 의지하는 경우가 많다. 마약성 진통제는 효과가 강력한 만큼 몸에 부담이 큰데, 면역 온열요법은 약물의 도움을 받는 것이 아니라 몸의 대사를 활성화시켜 통증을 줄이기 때문에 인체에 거의 부작용이 없다.

03

양방 면역 암
치료법

━━━━ 사실 양방에서 면역 암 치료를 적극적으로 도입하기 시작한지는 그리 오래되지 않다. 꽤 오랫동안 수술, 항암치료, 방사선치료와 같은 고식적인 치료를 중심으로 암을 치료했다. 하지만 고식적인 치료법만으로는 암을 완치하는 데 한계가 있다는 것을 인정한 이후 양방 면역 암 치료로 활성화되기 시작했다. 지금은 고식적인 치료 외에 면역력을 강화하는 면역 암 치료를 많이 병행하는 추세다.

　암과의 전쟁에서는 한방과 양방의 경계가 없다. 암을 극복하는 데 효과가 있다고 검증된 방법이라면 모두 시도해볼 만한 가치가 있다. 대표적인 양방 면역 암 치료법은 고주파 온열 암 치료, 고농도 비타민요법, 셀레늄 요법, 미슬토요법, 거슨요법, 바이오 포톤요법, 싸이모신 알파1요법 등이다. 모두 면역력을 강화하고 암을 억제하는 효과가 있음이 입증된 치료법들이다.

고주파 온열 암 치료

고주파 온열 암 치료는 고주파를 종양 부위에 선택적으로 가해 전기장을 형성하고 열을 발생시키는 치료법이다. 정상 세포와 달리 암세포는 42~43℃의 고열에서 산소 공급이 차단되고 증식이 억제된다. 암세포 주위의 온도를 상승시키면 전해질 균형이 깨지면서 암세포 막이 파괴되고, 이를 통해 암세포 사멸 효과를 얻을 수 있다.

최근에는 고주파 온열 암 치료가 종양 성장을 억제하는 데 중요한 역할을 하는 열충격단백질(HSP)을 활성화하는 효과가 있다는 연구 결과도 발표되었다. 열충격단백질은 정상 세포가 온열로 스트레스를 받을 때 생기며, 한 번 생기면 열이 가해질 때마다 세포 스스로 살아남기 위해 분비된다.

이 열충격단백질은 강력한 진통 효과가 있다. 모르핀보다 100배 이상 효과가 높아 암으로 인한 극심한 통증을 완화하는 데 도움이 된다. 통증이 심해 진통제에 의지하는 환자의 진통제와 통증을 줄여주어 삶의 질이 높아진다.

고주파 온열 암 치료는 모든 고형암에 적용할 수 있다. 항암치료 및 방사

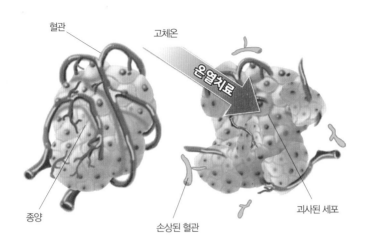

혈관

고체온

온열치료

종양

손상된 혈관

괴사된 세포

선치료와 병행하는 경우 치료효과가 상승된다. 항암치료 및 방사선치료가 어려운 경우에는 온열치료로 암세포를 사멸시키는 데 도움을 주기도 한다.

암 면역에 중요한 면역세포는 크게 선천적으로 타고나는 자연살해세포(NK세포), 후천적으로 얻어지는 면역세포인 수지상세포(DCs)와 세포독성살해 T세포(CTLs)가 있다. 고주파 온열 암 치료는 자연살해세포(NK세포)의 암세포 살상율을 높여준다. 또한 열충격단백질(HSP)을 생산해 미성숙 수지상세포를 활성화해 세포독성살해 T세포(CTLs)를 활성화한다. 뿐만 아니라 T세포와 NK세포를 임파선으로 유도하고 암세포의 면역세포에 대한 민감성을 높여준다. 결국 고주파 온열 암 치료는 선천성 및 후천성 면역기능 모두 강화하는 데 효과가 있는 셈이다.

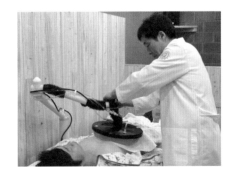

고농도 비타민요법

비타민과 무기질은 면역력을 강화하는 데 큰 도움이 되는 영양소다. 비타민 중에서도 C는 강력한 항암작용을 하는 것으로 알려져 있는데, 이 비타민 C를 고농도로 정맥에 주사하는 치료법이 고농도 비타민요법이다. 노벨화학상 수상자인 라이너스 폴링과 이완 카메론이 고농도 비타민 C를 경구 혹은 정맥으로 주사했을 때 암 환자의 생존율이 3~4배 증가했다는 연구 결과를 발표하면서 암 치료제로서 비타민 C가 주목받기 시작했다.

고농도 비타민 C를 투여했을 때 면역력이 강화되고 암을 억제하는 효과가 있다는 연구 결과는 많다. 1990년대 후반 리오단의 연구에 따르면 비타민 C 용량을 하루에 최대 100g까지 늘려 정맥 투여했을 때 암을 억제하고 재발률이 감소하는 것으로 나타났다. 신세포암, 췌장암, 유방암 등 암의 종류와 상관없이 비슷한 결과가 나왔다. 또한 항암치료와 고농도 비타민요법을 병행했을 때 항암효과가 배가되고, 생존기간이 늘어난다는 것도 연구 결과 확인되었다.

2015년 영국 리산티 교수팀이 발표한 연구 결과도 주목할 만하다. 리산티 교수팀은 배양된 암세포에 흔히 사용하는 저렴한 항생제인 독시사이클린을 3개월간 투여한 후 고용량 비타민 C를 주입했다. 그 결과 일반 항암제만 투여했을 때보다 암세포를 살해하는 효과가 100배 이상 높은 것으로 나타났다. 뿐만 아니라 항생제와 고용량 비타민요법을 병행할 경우 세포 독성이 항암제에 비해 현저히 낮아 항암치료 부작용으로 고통받는 암 환자들에게 새로운 희망을 줄 수 있을 것으로 기대된다.

이처럼 비타민 C는 암을 치료하는 데 큰 도움이 된다. 비타민 C의 항암효과가 다양한 연구를 통해 밝혀지면서 최근에는 미국의 세계적 암 센터인 MD앤더슨에서도 고농도 비타민요법을 시행하고 있다.

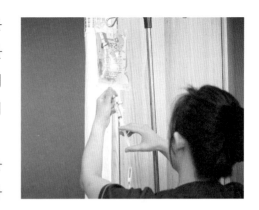

고농도 비타민 C가 암을 억제하고 재발을 방지하는 기전은 다음 3가지다. 첫째는 비타민 C가 체내에서 산화되는 과정 중 발생하는 과산화수소(H_2O_2)가 암세포를 괴사시킨다. 두 번째는 콜라겐을 합성하는 작용을 해 암세포가 주변으로 전이되지 못하도록 막아준다. 콜라겐이 세포와 세포가 분리되는 것을 막아 결과적으로 암세포가 퍼지지 않도록 하는 것이다. 마지막으로 비타민 C는 강력한 항산화 작용과 해독 작용으로 면역력을 증가시켜 암을 억제한다. 또 항암치료의 효과를 배가시키는 데도 도움이 된다.

연구에 따르면 항암치료와 고농도 비타민요법을 병행하면 항암치료만 했을 때보다 암을 더 많이 사멸시키고 항암제 내성이 생기는 것을 억제시킨다고 한다. 또한 생존기간을 늘려주고 재발률을 낮춰주는 것도 이미 많은 연구를 통해 밝혀진 사실이다.

항암치료와 방사선치료의 부작용을 줄여주기도 한다. 실제로 항암치료를 받기 전에 고농도 비타민요법을 받자 항암치료를 받기가 한결 수월해졌다고 말하는 환자가 많다.

셀레늄요법

항산화 효과가 뛰어난 무기질인 셀레늄을 주사하거나 복용하는 치료법이다. 셀레늄은 1817년 스웨덴의 화학자인 베르셀리우스가 처음 발견했고, 1957년 K.슈바르츠 박사의 연구로 셀레늄의 항암작용이 밝혀져 '20세기의 가장 빛나는 영양원소'로 여겨지고 있다.

셀레늄은 비타민 E의 약 2,000배에 달하는 항산화 작용을 하는 물질로, 우리 몸의 활성산소를 제거하고 암세포 성장을 억제하는 영양소다. 수술 및 항암치료, 방사선치료 후에는 체내에 활성산소가 많아져 면역력이 떨어지고 질병에 취약해진다. 이때 생성되는 활성산소는 세포를 손상시키고 만성 질환을 일으키는 원인이 된다.

면역력이 좋을 때는 체내의 항산화 성분이 활성산소의 양을 조절하지만, 면역력이 약할 때는 이 방어체계가 제대로 작동하지 못해 활성산소의 양이 증가하고, 결과적으로 암을 비롯한 여러 가지 질병이 생길 수 있다. 셀레늄

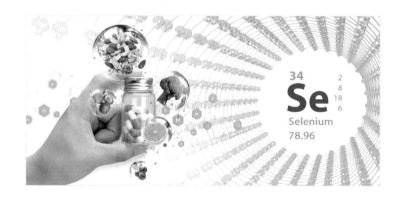

의 '글루타치온페록시다제(glutathion peroxidase)'라는 성분은 바로 이 활성산소를 중화하는 역할을 한다.

뿐만 아니라 셀레늄은 면역세포인 백혈구 생성을 촉진해 면역력을 강화하는 데도 도움이 된다. 또한 암세포의 성장을 억제하고 암세포가 자연 사멸되도록 유도하기 때문에 전이와 재발을 막을 수 있다. 항암작용 외에도 혈전을 억제하고 심혈관계를 강화하는 기능이 있어 협심증, 뇌졸중과 같은 심혈관계 질환을 예방하는 데도 도움이 된다.

미슬토요법

항암효과가 입증된 겨우살이 추출물인 미슬토를 인체에 주사하는 치료법이다. '미슬토(mistletoe)'는 숙주나무에 반 기생하는 다년생 식물로 '겨우살이'라고 불리고, 한의학에서는 '상기생(桑寄生)'이라고 불리는 약재다. 학명은 '비스쿰알붐(viscumalbum)'이다.

미슬토는 항암 물질 및 면역 증강 물질을 다량 함유하고 있으며, 신체 내 독소를 제거하고 신진대사를 증강시킨다. 미슬토의 항암작용 성분을 발견하고 종양 치료에 적용한 것은 독일의 루돌프 슈타이너다. 그는 1920년 미슬토 성분을 추출해 주사제로 개발했고, 이후 스위스, 영국, 오스트리아 등 유럽 지역을 중심으로 확산되었다. 지금은 중부 유럽권의 병원 500여 곳에서 미슬토 주사를 종양 치료에 적용하고 있고, 특히 독일과 오스트리아에서는 암 환자의 60% 이상이 미슬토 치료를 받고 있다.

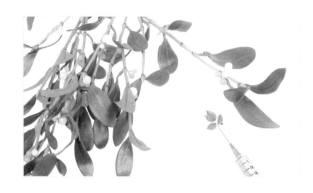

미슬토에서 암 치료에 가장 중요한 성분은 당단백질인 '미슬토 렉틴(mistletoe lectin)'이다. 미슬토 렉틴은 암세포와 결합한 후 세포 내부로 침투해 단백질 합성을 저해하는 작용을 하고, 면역체계를 자극해 대식세포 및 NK세포의 활성을 증가시켜 종양세포의 성장을 억제한다.

미슬토는 수술, 항암치료, 방사선치료와 병행했을 때 효과가 배가되고, 항암치료로 인한 부작용을 완화시켜준다. 보고에 따르면 암 수술 3~4주 전 혹은 수술 6~7일 후에 미슬토 주사액을 투여하면 암의 재발이나 전이를 억제하고, 수술로 약해진 면역체계를 빠르게 정상화시킨다고 한다. 항암치료와 병행했을 때의 결과도 비슷하다. 항암치료로 저하된 면역력을 빠르게 정상화시키고, 골수 증식을 자극해 백혈구 감소, 혈소판 감소 등 항암제로 인해 나타나는 부작용을 줄여준다.

미슬토는 렉틴의 함량에 따라 A, M, Q, F 4가지 종류로 나뉘며, 위장관에서 분해되기 때문에 주사제로 치료한다. 최근 위에서 분해되지 않고 장에서 녹는 미슬토 경구용제가 나오긴 했지만 경구용제보다는 주사제로 더 많이 이용하고 있다.

거슨요법

거슨요법은 면역 약물을 항문으로 주입해 대장 점막에 흡수시키는 치료법으로, 한의학에서는 '약물청장요법'이라고 한다. 대장암 등 소화기 계통의 암에 사용하며 경구로 약을 복용할 수 없는 경우에 효과적이다. 또한 항암제나 진통제로 인해 축적된 체내의 독소와 노폐물을 빠르게 배출시키는 해독작용 효과가 있으며, 복부의 심한 통증을 가라앉힌다.

거슨요법은 1920년대 독일계 미국 의사인 막스 거슨 박사가 창안한 것으로 50년이 넘는 임상 과정을 거쳐 효과가 입증된 치료법이다. 우리 몸에 쌓이는 독소와 노폐물은 신진대사를 방해하고 암을 유발하는 요인이 된다. 암이 생기면 우리 몸이 암과 치열한 전투를 벌이는 동안 독소와 노폐물이 많아져 해독이 더욱 필요한데, 거슨요법을 통해 이러한 독소를 효과적으로 배출할 수 있다.

항암치료를 하거나 암성 통증을 줄이기 위해 마약성 진통제를 사용할 때는 더욱더 거슨요법이 도움이 된다. 항암제나 마약성 진통제를 복용하거나 주사로 주입하면 장이 무기력해져 연동운동을 잘 못 한다. 결과적으로 노폐물을 잘 배출하지 못해 독소가 쌓여 암 환자들은 더 큰 고통에 시달리게 된다. 거슨요법으로 장에 쌓인 독소를 제거하면 면역력이 높아지는 것

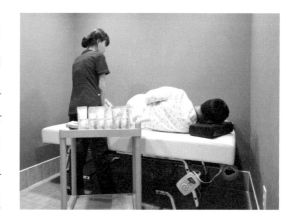

은 물론이고 통증도 줄어든다. 장이 건강해져 장내 유익균이 많아지면 행복 호르몬인 세로토닌이 많이 분비되고, 교감신경이 안정돼 통증을 덜 느끼게 된다.

한방 약물청장요법에 많이 사용하는 약물은 GS(진세노사이드)와 HK(황기)다. 둘 다 면역력을 강화하는 효능이 입증된 약물이다. 모든 암에 효과가 있지만 특히 대장 점막을 통해 흡수된 약물이 혈관을 통해 주변 장기에 전달되므로 대장, 방광, 골반 내에 암이 생겼을 때 효과가 더 크다.

바이오 포톤요법

포톤 온열요법은 인체 흡수성이 뛰어난 파동에너지를 신체 심부(40~50mm)까지 전달해 국소 혈류 순환에 도움을 주는 치료법이다. 바이오 포톤에서 전달되는 파동에너지는 인체 세포의 고유 진동수와 동일한 4~14μ의 광선으로, 인체에 흡수되어 체내 에너지대사를 활성화시킨다. 또한 편

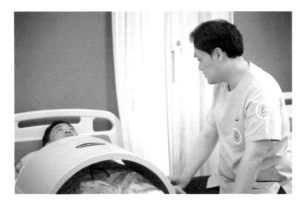

백 포톤 온열요법을 통해 통증 완화, 면역력 증강, 혈액순환 촉진 효과를 얻을 수 있다.

체온을 올려주는 면역요법은 여러 가지가 있지만, 바이오 포톤은 항암치료로 기력이 많이 약해진 환자들도 무리 없이 받을 수 있다.

싸이모신 알파1요법

싸이모신 알파1은 흉선에서 추출한 면역증강 물질로 미국 FDA에서 희귀의약품으로 지정받았다. 인체에 주입해 T세포, NK세포를 활성화시켜 인체가 자연적으로 가지고 있는 면역능력을 회복, 증가시키도록 돕는다. 특히 싸이모신 알파1은 항암치료의 반응률을 높여 항암치료의 효과가 더 커지도록 도와주므로 항암치료와 병행하는 것이 좋으며, 항암치료로 인한 부작용도 줄여준다.

연구 결과 유방암 환자를 대상으로 싸이모신 알파1과 인터페론을 병용 투여했을 때 총반응률이 향상되었고, 반응을 나타낸 환자들은 치료가 끝났을 때 T세포의 CD4 표면 단백질이 복구된 것으로 나타났다.

항암치료 반응률만 높이는 것이 아니라 부작용을 완화시키는 효과도 있다. 항암치료를 하기 전이나 후에 싸이모신 알파1을 투여했을 때 식욕감퇴, 오심, 구토 등의 부작용이 크게 줄었고, 항암치료로 약해진 면역력을 강화시키는 것이 확인되었다.

싸이모신 알파1은 현재 세계 20여 개국에서 사용하고 있으며, 정상인의 체내에 존재하는 물질이기 때문에 특이한 부작용은 보고되지 않은 안전한 약물이다. 임상연구에서 일반 투여량의 800배를 투여했을 때도 특이한 부작용이 관찰되지 않은 것으로 나타났다.

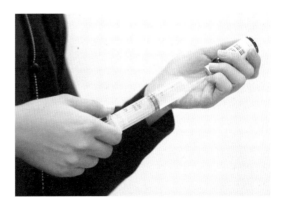

Part **04**

일상생활에서
할 수 있는
항암 조리법

01
대표적인
항암치료 부작용을
줄이는
일상 관리법

▬▬▬ 항암치료를 받을 때 주로 나타나는 부작용은 오심, 구토, 소화불량, 식욕부진, 설사, 변비, 골수기능 저하, 탈모, 피부 발진 및 염증, 수족증후군 등 다양하다. 이는 어떤 항암제를 사용하든 공통으로 흔히 나타나는 부작용이다.

부작용을 줄이기 위한 노력은 계속되어 왔다. 그 결과 지금은 표적 치료제처럼 부작용은 덜하면서 치료효과는 좋은 항암제들이 속속 개발되는 추세다. 하지만 그 모든 노력에도 아직까지 부작용을 아예 없애지는 못했다. 강도가 약해지긴 했어도 여전히 항암치료를 받는 환자들은 크고 작은 부작용을 감내할 수밖에 없다.

피할 수 없다면 적극적으로 대처하는 것이 최선이다. 면역 암 치료가 부작용을 줄이고 항암효과를 높이는 데 큰 도움이 되기는 하지만, 그와는 별도로 일상생활에서의 관리도 중요하다. 일상생활에서 증상별로 부작용을 줄일 수 있는 방법이 있다. 한 번의 시도로 바로 효과가 나타나지는 않지만 꾸준히 실천하면 항암치료의 부작용을 가라앉히는 데 도움이 된다.

오심, 구토 관리법

오심과 구토는 항암치료를 받는 환자들이 가장 많이 호소하는 부작용이다. 암을 이기려면 체력이 받쳐줘야 한다. 그러려면 잘 먹어야 하는데 독한 항암제는 식욕마저 앗아간다. 식욕부진도 항암치료 중 흔히 나타나는 부작용이지만 식욕부진만 있다면 그나마 괜찮다. 가뜩이나 식욕이 없는데, 어떻게든 먹어야 한다는 마음에 한 숟갈 입에 넣으면 속이 울렁거리고 구토를 하니 환자들의 고통이 깊어질 수밖에 없다.

워낙 흔하게 나타나는 부작용이어서 병원에서는 아예 오심과 구토를 억제하는 '진토제(antiemetics)'를 처방해주기도 한다. 많은 경우 진토제의 도움을 받으면 오심과 구토가 한결 가라앉지만 별로 효과가 없어 고생하는 분들도 적지 않다.

오심과 구토는 항암제가 위나 뇌에 작용해 일어나는 증상이어서 항암치료를 하는 동안은 잘 다스리기 어려운 것이 사실이다. 하지만 진토제를 꾸준히 복용하면서 식사 방법을 바꾸면 증상을 완화시킬 수 있다.

오심과 구토를 진정시키기 위해 비교적 많은 사람이 시도하는 방법 중 하나가 레몬즙처럼 신맛이 나거나 생강처럼 톡 쏘는 맛이 있는 음식이나 차를 마시는 것이다. 신맛의 주성분은 구연산인데, 이 성분이 울렁거리는 속을 진정시킨다. 생강의 경우 진저롤이란 성분이 소화기 운동을 증진시켜 구토를 멈추게 한다. 이 밖에도 오심과 구토를 조금이라도 줄여줄 여러 가지 방법이 있으니 힘들더라도 노력하면 한결 식사하기가 수월할 것이다.

이렇게 관리해요

① 적은 양을 천천히, 자주 먹는다.
② 식사 전에 레몬즙이나 생강차를 마신다.
③ 달고 기름진 음식, 담배나 향수 등 자극적인 냄새는 피한다.
④ 증상이 나타나면 진정될 때까지 기다렸다 식사한다.
⑤ 식사 중에는 가능한 한 물을 마시지 않는다. 위가 물로 차면 포만감으로 식사를 잘 못 하고 울렁거림도 심해진다.
⑥ 식사 후에는 바로 움직이지 말고 편안하게 휴식을 취한다.
⑦ 항암치료 몇 시간 전에는 식사를 하지 않는다.
⑧ 입 안을 자주 헹군다.

탈모 관리법

탈모는 보통 항암치료 후 1~2주부터 빠지기 시작해 2개월쯤 되면 절정에 이른다. 머리카락뿐만 아니라 신체에 있는 털도 변화할 수 있다. 탈모가 심하면 머리카락이 완전히 다 빠지기도 하는데, 이로 인한 환자들의 스트레스가 만만치 않다.

탈모는 항암치료가 끝나면 자연스럽게 회복된다. 하지만 보통 항암치료는 짧아도 몇 달, 길면 1년 이상 지속되기 때문에 대부분이 꽤 오랜 기간 탈모로 인한 스트레스를 감당해야 한다.

"이젠 익숙해질 법도 한데, 거울을 볼 때마다 깜짝깜짝 놀라요."

오랜 기간 항암치료를 받던 한 환자의 말이다. 어떻게 보면 통증이 심한 것도 아니고 머리만 빠지는 것인데, 다른 부작용보다는 나은 것 아니냐고 생각할 수도 있다. 하지만 환자의 말처럼 탈모는 익숙해지지도 않고, 볼 때마다 마음에 상처를 주는 부작용이다.

탈모를 최대한 막는 방법은 일반적인 탈모 관리법과 크게 다르지 않다. 이미 약해진 모낭세포를 보호하는 것이 중요한데 그러려면 항상 머리를 청결하게 유지해야 한다. 샴푸는 두피에 자극을 주지 않는 순한 제품을 사용하고, 샴푸 후 두피에 적절한 영양과 수분을 공급해줄 수 있는 트리트먼트제를 사용하는 것도 좋다.

머리를 감고 말릴 때도 각별히 주의해야 한다. 피부는 뜨거운 바람에 노출되면 손상되기 쉽다. 두피도 마찬가지여서 머리를 말릴 때는 찬바람을 이용해야 한다. 이 밖에도 모낭세포에 자극을 주지 않고 외부 자극으로부터 보호해주는 노력이 필요하다.

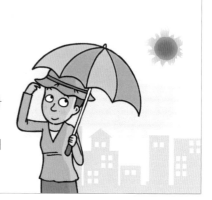

이렇게 관리해요

① 중성 샴푸를 사용한다.
② 부드러운 빗으로 빗질한다.
③ 머리를 말릴 때는 찬바람을 이용한다.
④ 염색이나 파마를 하지 않는다.
⑤ 머리를 짧게 자른다. 손질하기도 편하
고 가발을 쓰고 벗기도 편하다.
⑥ 외출할 때는 모자나 스카프를 이용해
자외선에 노출되지 않게 한다.

점막염(구내염) 관리법

점막염(구내염)도 항암치료 중 흔히 나타나는 부작용으로 알려져 있다. 정
도의 차이는 있지만 약 50%의 환자가 구내염으로 인한 고통을 호소한다.
구내염이 잘 생기는 이유는 항암제가 암세포처럼 빨리 자라는 점막에도 영
향을 미치기 때문이다. 구내염은 대개 항암제를 투여한 지 5~7일 후에 나
타나고 10일 후에 가장 심해진다.

구내염은 말 그대로 입 안 점막 세포에 염증이 생기는 병이다. 염증이 심
하면 입 안이 헐고 통증이 생겨 음식물을 씹고 삼키기가 어려워진다. 구내
염에 오심과 구토까지 겹치면 거의 식사를 하지 못하는 지경까지 이르고,

그렇게 되면 전신 쇠약으로 입원해 수액으로 영양을 공급받아야 하는 불상사도 생긴다.

구내염은 입 안 점막만 손상시키는 것이 아니다. 구내염이 진행되면 입술이 건조해지고 갈라지며, 혀의 돌기가 사라지고 혓바닥이 갈라지기도 한다. 잇몸이 붓고 피가 날 수도 있다. 심지어는 목소리가 잠기고 말할 때 통증이 생기기도 한다.

이처럼 구내염은 그 자체로도 고통스럽지만 정상적인 식사를 방해하므로 적극적으로 관리할 필요가 있다. 염증은 청결하지 않으면 더 심해진다. 항상 입 안을 청결하게 유지하고, 더 손상되지 않도록 주의해야 한다. 점막이 많이 약해진 상태이므로 점막을 자극하지 않도록 부드러운 칫솔을 사용하고, 염증이 너무 심하면 칫솔과 치실 대신 거즈나 면봉으로만 닦는 것이 좋다.

이렇게 관리해요

① 부드러운 칫솔로 식후 3회, 취침 전 1회 양치질을 한다.
② 구내염이 심하면 칫솔과 치실은 사용하지 말고, 거즈나 면봉으로 입 안을 닦는다.
③ 틀니는 식사할 때만 끼고, 깨끗하게 씻어 빼놓는다.
④ 산이 많이 함유된 음식, 너무 짜고 매운 음식 등 자극적인 음식은 피한다.
⑤ 음식은 약간 차거나 미지근하게 해서 먹는다.
⑥ 부드럽고 씹기 쉬운 음식을 먹는다.
⑦ 단백질과 비타민이 풍부한 음식을 먹는다.
⑧ 처방받은 가글 용액으로 입 안과 목을 잘 헹군다.
⑨ 입술에 보습제를 발라 촉촉한 상태를 유지한다.
⑩ 구강건조증이 심하면 밤에 가습기를 틀어놓고 잔다.

감염 관리법

대부분의 항암제는 골수기능을 저하시킨다. 골수란 적혈구, 백혈구, 혈소판을 생산하는 뼛속의 기관이어서 골수기능이 저하되면 적혈구, 백혈구, 혈소판이 감소된다. 일반적으로 항암치료 후 2~3일부터 감소되어 7~14일에 최저치를 보인다.

골수에서 만들어지는 백혈구는 우리 몸에 침투한 나쁜 세균이나 바이러스를 막아준다. 그런데 백혈구가 줄어들면 방어력이 떨어져 세균에 감염될 위험이 커진다. 감염은 우리 몸 거의 모든 부분에서 일어날 수 있다. 주로 구강, 피부, 폐, 요로, 직장, 생식기 등 신체 한 부위에서 시작해 심하면 다른 곳으로 퍼지기도 한다. 이미 면역력이 약해진 상태에서 감염이 되면 잘 낫지 않고 위급상황이 일어날 수 있으니 미리 예방하는 것이 최선이다.

이렇게 관리해요

① 손을 자주 씻는다. 특히 식사 전, 화장실을 사용한 후에는 꼭 씻는다.

② 감기, 독감, 홍역, 수두 등 전염성 질환을 앓고 있는 사람과 접촉하지 않는다. 최근 홍역, 볼거리, 소아마비 등의 예방접종을 한 아이도 피한다.

③ 입 안에 상처가 나지 않도록 부드러운 칫솔을 사용한다.

④ 면도를 할 때는 전기면도기를 사용한다.

⑤ 생고기, 생선회 등 날 음식을 피하고 익힌 음식을 먹는다.

⑥ 여드름이나 종기를 짜거나 긁지 않는다.

⑦ 피부가 건조해지지 않도록 로션이나 오일을 바른다.

⑧ 의사의 처방 없이 백신을 맞거나 좌약, 관장을 해서는 안 된다.

⑨ 상처가 났을 때는 바로 따뜻한 물과 비누로 닦아낸다.

빈혈 관리법

빈혈은 혈액이 인체 조직의 대사에 필요한 산소를 충분히 공급하지 못해 조직의 저산소증을 초래하는 경우를 말한다. 암 환자에서 가장 흔한 빈혈은 만성 질환, 골수전이, 항암치료 부작용 혹은 출혈에 의해서 발생할 수 있다.

혈액 중에서도 산소를 공급하는 성분은 적혈구다. 항암치료를 받으면 종종 이 적혈구가 감소해 빈혈이 일어난다. 항암제가 골수를 손상시켜 적혈구 수치가 낮아지기 때문이다. 척추와 골반이 포함되는 부위에 방사선치료를 하는 경우 빈혈의 빈도가 높아진다. 빈혈이 생기면 어지럼증이나 숨이 차는 증상이 나타나고, 쉽게 피곤함을 느끼고 무기력해진다. 피부가 창백해지고, 손톱이 잘 부서지며, 두통이 생기기도 한다.

빈혈이 생기면 일상생활이 불편해지는 것은 말할 것도 없고, 2차적 문제를 불러올 수도 있다. 예를 들어 빈혈이 있으면 심장이 혈액을 공급하기 위해 더 많이 움직여야 하므로 이미 심장질환을 앓던 분이라면 조심해야 한다. 또한 빈혈이 있으면 항암치료를 받는 데도 지장이 있다. 만약 적혈구 수치가 너무 떨어지면 수혈이 필요할 수도 있는데, 그 전에 빈혈이 일어나지 않도록 일상생활에서 잘 관리해야 한다.

빈혈을 예방하려면 균형 잡힌 식사를 해야 한다. 특히 고기, 간, 달걀, 시금치 등 철분이 풍부한 음식을 섭취하고, 철분의 흡수를 돕는 비타민 C가 많은 채소나 과일도 즐겨 먹는다.

충분한 휴식을 취하고 무리하지 않는 것도 중요하다. 운동도 지나치면 독이 되므로 몸에 무리가 가지 않도록 가볍게 하고, 일도 꼭 해야 할 일 중심으로만 하도록 한다.

이렇게 관리해요

① 충분한 휴식을 취한다.

② 균형 잡힌 식사를 하고, 녹황색 채소, 간, 육류를 많이 섭취한다.

③ 꼭 해야 할 중요한 일 중심으로만 하고, 무리하지 않는다.

④ 천천히 움직인다. 누웠다 일어날 때도 천천히 일어나고 눕는다.

출혈 관리법

아주 흔하지는 않지만 출혈 또한 항암치료를 할 때 나타나는 부작용이다. 피가 날 때 멈추게 하는 성분이 혈소판인데, 항암제가 골수를 손상시켜 혈소판이 감소하면 출혈이 잘 멈추지 않고, 작은 상처에도 피가 날 위험이 커진다. 평소보다 쉽게 멍이 들거나 피부에 작은 붉은 반점이 생기면 혈소판이 부족하다는 증거이니 주치의에게 알려야 한다. 소변이 붉거나 대변이 붉거나 검으면 내부에서 출혈이 생긴 것이므로 바로 병원으로 가야 한다.

이렇게 관리해요

① 아스피린 계통의 약을 복용할 때는 의사와 상담한다.
② 매우 부드러운 칫솔과 전기면도기를 사용한다.
③ 코를 세게 풀지 말고, 후벼서도 안 된다.
④ 불에 데거나 몸에 상처가 나지 않도록 조심한다.
⑤ 항암치료 중에는 발치를 하지 않는다.

변비 관리법

　항암제 중에는 장 운동을 저하시켜 변비를 부르는 항암제도 있다. 항암제가 직접적으로 변비를 일으키기도 하지만 항암치료 중에는 다른 이유로도 변비가 생기기 쉽다. 항암치료 중 통증이 너무 심하면 진통제를 처방받기도 하는데, 가끔 이 진통제가 장을 느리게 움직이게 하는 것이다.

　항암제와 진통제의 영향이 아니라도 항암치료를 받는 중에는 변비가 잘 생긴다. 오심, 구토, 식욕부진으로 잘 먹지 못하고, 몸이 너무 힘들어 많이 움직이지 못하다 보니 그만큼 변비가 생기기 쉽다. 변비를 방치하면 심할 경우 장이 막히고, 2차적 감염이 일어날 수 있으니 조심해야 한다.

이렇게 관리해요

① 수분을 충분히 섭취한다.
② 섬유질이 많은 채소와 과일을 많이 먹는다.
③ 가능한 한 많이 움직인다. 꼭 운동이 아니더라도 일상생활에서 활동량을 늘린다.
④ 3일 이상 변을 못 보면 완화제나 변비약을 복용한다. 단, 꼭 의사의 처방을 따라야지 임의로 복용하면 안 된다.

설사 관리법

항암제는 모든 점막 세포를 손상시킬 수 있다. 장 점막 세포도 예외가 아니다. 장 점막 세포가 손상되면 수분을 제대로 흡수하지 못해 설사가 나기 쉽다. 설사는 그 자체로도 충분히 고통스럽지만 수분이 많이 배출돼 탈수와 전해질 불균형이 생길 수 있으니 조심해야 한다. 설사가 24시간 이상 지속되고 복통이 심하면 주치의에게 알려야 한다.

설사를 하면 수분 섭취를 줄여야 한다고 생각하는 분들이 있다. 장이 수분을 흡수하지 못하니 물을 덜 마시는 것이 도움이 된다는 것인데 그렇지 않다. 오히려 장이 수분을 흡수하지 못해 몸의 수분이 부족할 수 있으므로 수분을 충분히 섭취해야 한다. 물은 하루 8~12잔 정도 마시는 것이 좋은데, 너무 차갑거나 뜨겁지 않은 미지근한 물이어야 장을 자극하지 않는다.

이렇게 관리해요

① 수분을 충분히 섭취한다. 차갑거나 뜨겁지 않은 미지근한 물을 하루 8~12잔 정도 마신다.
② 식사는 조금씩, 자주 먹는다. 하루 5~6회로 나눠 먹는 것이 적당하다.
③ 섬유질이 적고 소화가 잘되는 음식을 먹는다. (흰죽, 삶은 감자, 달걀찜, 연두부, 바나나.)
④ 커피, 술 등 자극이 강한 음식, 튀김, 매운 갈비 등 기름이 많거나 맵고 짠 음식은 피한다.
⑤ 따뜻한 물로 좌욕을 하면 항문에 상처가 나는 것을 예방할 수 있다.

수족증후군 관리법

　수족증후군이란 손바닥, 발바닥이 붉어지거나 붓고, 저리고 아픈 증상을 말한다. 심하면 물집이 생기면서 피부가 벗겨지기도 한다. 생각보다 많은 환자가 항암치료 중 수족증후군으로 고통받는다.

　수족증후군은 항암치료를 시작한 지 2~4주 이내에 주로 발생한다. 손바닥과 발바닥 중에서도 특히 마찰이나 압력이 자주 가해지는 부위에 각질이 두꺼워지면서 통증이 생긴다. 통증은 따끔거리는 느낌부터 마치 불에 타는 것 같은 작열감 등 다양하다.

이렇게 관리해요

① 손발에 무알코올 피부보호제를 바른다.

② 장갑과 양말을 착용한다. 손바닥과 발바닥에 가해지는 압력을 줄이고, 보습 크림의 흡수를 돕는다.

③ 꼭 끼는 양말이나 신발은 피하고, 신발은 밑창이 두꺼운 것을 신는다.

④ 뜨거운 물에 손과 발을 오랫동안 담그지 않는다. 씻거나 설거지를 할 때는 미지근한 물을 사용한다.

⑤ 손으로 하는 일은 가능한 한 피한다. 꼭 해야 할 때는 장갑을 낀다.

⑥ 설거지를 할 때는 면장갑을 낀 다음 고무장갑을 착용한다. 고무장갑은 습해서 피부에 좋지 않다.

⑦ 물을 충분히 섭취한다.

⑧ 외출할 때는 SPF 30 이상 자외선 차단제를 바른다.

손과 발은 특히 많이 쓰는 부위다. 밥을 먹을 때도 손을 움직여야 하고, 화장실이라도 갔다 오려면 발을 움직여야 한다. 그러니 수족증후군이 생기면 통증 때문에 일상생활이 엉망이 되어버린다. 증상이 가벼우면 보습제나 각질용해제로 어느 정도 치료가 가능하지만 심하면 고강도 스테로이드 연고와 진통제를 사용해야 할 정도로 통증이 심하다. 쉽지는 않지만 최대한 수족증후군이 생기지 않고, 생기더라도 심해지지 않도록 관리하는 것이 중요하다.

피부 발진 관리법

　　피부 발진은 피부나 점막에 종기나 두드러기, 염증이 생기는 증상인데, 주로 표적 치료제에서 많이 나타나는 부작용이다. 피부가 울퉁불퉁해지고 벌게지면서 아프고 가려운 것이 특징이다. 항암제의 종류와 개인의 체질에 따라 차이가 있지만 대개 경구용 표적 치료제를 10~14일 정도 복용한 후부터 증상이 나타난다. 주로 얼굴, 앞가슴, 두피에 나타나지만 드물게 전신에 나타나기도 한다.

　　항암제의 종류에 따라 여드름성 발진이 발생할 수도 있다. 폐암, 유방암, 대장암을 치료하기 위한 표적 치료제를 사용할 때 주로 나타난다. 피부 발진 외에도 피부가 검게 착색되거나 손발톱 색깔이 변하고 쉽게 부서지는 증상, 가려움증, 홍반이 생기는 경우도 흔하다.

이렇게 관리해요

① 보습제를 발라 피부가 건조해지는 것을 막는다.
② 순한 비누를 사용하고, 향기가 나고 알코올이 들어 있는 로션은 사용하지 않는다.
③ 가렵다고 피부를 긁거나 문지르지 않는다.
④ 피부에 자극이 덜한 면으로 된 옷을 입고, 꽉 끼는 옷은 피한다.
⑤ 강한 햇빛을 피하고, 외출할 때는 SPF 30 이상 자외선 차단제를 바른다.
⑥ 증상이 심하면 주치의에게 약을 처방받는다.

표적 치료제의 부작용은 세포 독성 항암제보다 덜한 것으로 알려져 있다. 실제로 견디기 힘들 정도로 심각한 부작용은 없지만 피부 발진으로 인한 스트레스는 상당하다. 피부의 변화는 곧 외모의 변화다. 발진으로 얼굴이 온통 여드름이 난 것처럼 보이고, 피부가 검어지거나 너무 긁어 코끼리 피부처럼 두껍고 울퉁불퉁해지면 환자들이 스트레스를 많이 받는다. 발진으로 인한 가려움과 통증도 통증이지만 달라져버린 외모 때문에 사람들과의 만남을 피하고, 최악의 경우 삶의 의욕을 잃을 수도 있다.

보통 피부 발진은 치료가 다 끝날 때까지 지속된다. 하지만 일상생활에서 잘만 관리하면 증상을 최소화시킬 수 있다.

02

골고루 잘 먹어야
항암치료를
잘 받을 수 있다

■■■ 끈질긴 암세포를 죽일 수 있을 만큼 독한 항암치료를 견뎌내려면 일단 잘 먹어야 한다. 음식 냄새만 맡아도 속이 울렁거리고, 겨우 참고 먹은 후에 토할지라도 잘 먹으려는 노력을 멈춰서는 안 된다. 먹기를 포기하는 것은 곧 암과의 싸움을 포기하는 것과 다름없기 때문이다.

"그럼 뭘 먹는 게 좋을까요?"

잘 먹어야 한다고 강조하면 대부분의 환자가 이렇게 묻는다. 이왕이면 암을 이기는 데 도움이 되는 음식을 먹고 싶다는 마음은 충분히 이해하지만 암에 좋은 음식을 찾기보다 우리 몸에 필요한 영양소를 골고루 섭취하는

것이 무엇보다 중요하다. 아무리 암에 좋은 음식이라도
그 음식만 먹으면 금방 질리기도 하고, 영양 균
형이 맞지 않아 역효과가 날 수도 있기 때문
이다.

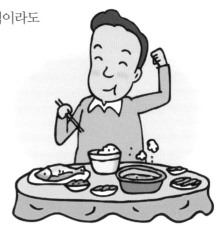

　다만 같은 영양소라도 식품 종류에 따라
항암치료를 하는 데 도움이 될 수도 있고, 해
가 될 수도 있다. 또한 어떤 영양소든 필요
이상으로 과도하게 섭취하면 약이 아니라
독이 되기도 한다. 각 영양소가 우리 몸과 암
을 치유하는 데 어떤 영향을 미치는지를 잘 이해하면 어떤 음식을 어떻게
먹어야 하는지 자연스럽게 알 수 있다.

탄수화물은 복합당을
적정량 섭취한다

　요즘은 탄수화물이 건강을 해치는 주범 취급을 받는 경향이 있다. 암 환
자들은 더욱 그렇다. 암세포가 탄수화물을 좋아한다는 것이 알려지면서 항
암치료 중에는 물론 끝난 후에도 탄수화물을 멀리하려는 환자가 많다.
　실제로 탄수화물은 암세포가 좋아하는 맛있는 먹이다. 탄수화물을 많이
섭취하면 그만큼 암세포가 탄수화물을 먹고 빨리 자란다. 하지만 암세포가
자라는 것이 무서워 무조건 탄수화물을 먹지 않으면 정상 세포까지 기운이

없어 시름시름 앓다 죽을 수도 있다. 암세포뿐만 아니라 정상 세포도 기본적으로 탄수화물을 통해 에너지를 공급받기 때문이다.

암 환자들은 대부분 쉽게 피로를 느낀다. 항암치료를 받는 동안 여러 부작용으로 잘 먹지 못해 하루에 섭취하는 에너지가 권장량에 턱없이 미치지 못하기 때문이다. 항암치료를 받는 환자들을 대상으로 '암 환자의 에너지 섭취량과 피로'에 대해 연구한 결과 에너지 섭취량이 적을수록 피로를 많이 느끼는 것으로 나타났다.

에너지를 내는 3대 영양소 중 가장 많은 비중을 차지하는 것이 탄수화물이다. 일반적으로 하루에 필요한 에너지 중 45~65%를 탄수화물로 충당하는 것이 적정하다고 알려져 있다. 적정선에서 탄수화물을 섭취하면 아무 문제가 없다.

다만 우리가 먹는 음식 대부분에 탄수화물이 많이 들어 있어 조심해야 한다. 밥, 빵, 면 등의 주식은 물론 설탕, 올리고당 등 음식 맛을 내기 위해 첨가하는 식품도 탄수화물이어서 주의하지 않으면 자기도 모르는 사이에 필요 이상으로 과도하게 탄수화물을 섭취하기 쉽다.

적정량의 탄수화물을 섭취하는 것뿐만 아니라 좋은 탄수화물을 섭취하는 것도 중요하다. 탄수화물이 다 같은 것은 아니다. 탄수화물이 많은 음식 중에서도 혈당을 급격히 올리는 음식이 있는가 하면 혈당을 천천히 올리는 음식이 있다. 두말할 것도 없이 혈당을 천천히 올리는 음식이 좋은 탄수화물이다. 혈당이 높으면 당뇨병의 위험이 증가하는 것은 둘째 치고 면역력이 떨어지기 쉽다. 혈당이 높으면 우리 몸을 해치는 세균이나 바이러스와 싸우는 백혈구가 제 기능을 하지 못하기 때문이다.

혈당을 급격히 올리는 탄수화물은 주로 '단순당'이다. 단순당은 먹으면 바로 포도당으로 분해되는 탄수화물로 설탕, 올리고당이 이에 속한다. 혈당을 천천히 올리는 좋은 탄수화물은 대부분 섬유질이 결합되어 있는 '복합당'으로 통밀, 현미 등이 이에 속한다. 통곡물에는 식이섬유뿐만 아니라 페놀릭산, 플라보노이드, 토코페롤과 같은 항산화 물질과 불포화지방산이 포함되어 있어 암 증식을 막는 데 도움이 된다.

하지만 좋은 탄수화물도 어디까지나 필요한 만큼만 먹어야 한다. 껍질을 완전히 벗긴 쌀밥은 나쁜 탄수화물이어서 적게 먹어야 하지만 현미밥이나 잡곡밥은 좋은 탄수화물이니 배가 부를 때까지 양껏 먹어도 괜찮다고 오해하는 분이 많다. 그러나 좋은 탄수화물도 적정량을 초과하면 다 독이 되니 조심해야 한다.

좋은 탄수화물과 나쁜 탄수화물 비교

구분	특징	식품
좋은 탄수화물	복합당. 정제되지 않은 거친 음식. 소화 흡수가 더뎌 혈당을 천천히 올린다.	통밀, 현미, 고구마, 옥수수, 견과류
나쁜 탄수화물	단순당. 많이 정제 된 흰색 음식. 소화 흡수가 빨라 혈당을 급격히 올린다.	설탕, 과자, 음료수, 단과일, 흰밥, 흰빵, 흰떡, 국수류

꼭 필요한 단백질, 동물성보다는 식물성이 좋다

항암치료를 받으면 암세포뿐만 아니라 정상 세포까지 타격을 받는다. 손상된 정상 세포를 건강하게 회복하고 새로운 세포를 만드는 데 꼭 필요한 영양소가 단백질이다. 단백질은 세포막은 물론 핵이나 미토콘드리아 등 세포의 중요한 기관을 만드는 주성분이다.

보통 하루에 필요한 단백질량은 '체중(kg)×1.5'이다. 즉, 몸무게가 60kg인 경우 하루에 60×1.5=90g의 단백질을 섭취해야 한다. 그런데 항암치료를 받는 암 환자라면 이 정도로는 부족하다. 한 연구 결과에 따르면 암 환자는 일반인에 비해 약 1.5배의 단백질을 소모한다고 한다. 항암치료로 상처 입은 정상 세포를 치유하고 새로운 세포를 생성해야 하니 당연히 더 많은 단백질이 필요할 수밖에 없다.

단백질을 많이 함유하고 있는 대표적인 식품은 육류, 난류, 콩, 생선 등이다. 이 중 암 환자에게는 육류와 같은 동물성 단백질보다는 콩과 같은 식물성 단백질이 좋다. 소고기, 돼지고기, 닭고기와 같은 육류를 많이 섭취하면 암이 발생할 위험이 높아지기 때문이다. 육류가 붉은색을 띠는 것은 헤모글로빈이라는 성분 때문인데, 이 헤모글로빈이 몸속에 들어가면 소화되는 과정에서 산화되어 암세포를 만드는 것으로 알려져 있다.

육류에 많은 동물성 지방도 위험하다. 동물성 지방은 고온에서 열을 가하면 발암물질을 생성하기 때문이다. 물론 육류가 꼭 나쁜 것만은 아니다. 체내에서 만들어지지 않는 필수 아미노산은 육류에 많이 들어 있다. 필수 아미노산은 면역력을 강화하는 데 도움이 되므로 무조건 육류를 먹지 않는 것이 답은 아니다. 동물성 지방이 많은 기름, 껍질을 제거하고 순 살코기 중심으로 조금씩 먹으면 큰 문제가 없다.

동물성 단백질이 걱정스럽다면 콩과 두부 같은 식물성 단백질만 섭취해도 충분하다. 콩은 암을 예방하고 진행을 막는 데 도움이 된다. 콩 중에서도 검정콩의 껍질에 많은 안토시아닌은 항산화, 항노화, 항암효과가 있다. 또한 콩은 발효가 되면 항암효과가 더욱 좋아진다. 콩에 들어 있는 항산화 물질인 제니스틴이 발효되면서 제니스테인이란 성분으로 전환되는데, 이 성분이 유방암, 전립선암, 폐암 등 여러 암을 예방한다고 알려져 있다. 단, 콩에 함유된 이소플라본이라는 성분은 유방암, 난소암 등 여성호르몬의 영향을 많이 받는 암에는 좋지 않다는 연구 결과도 있으니 조직검사에서 에스트로겐과 같은 호르몬이 양성인 경우에는 콩 이소플로본 보충제는 피하는 것이 안전하다. 다만 호르몬 의존성이더라도 콩 식품은 육류보다 열량과 지방이 낮기 때문에 적당한 섭취는 문제가 되지 않고 유용하다고 알려져 있다.

동물성 단백질과 식물성 단백질 비교

구분	특징	식품
동물성 단백질	육류의 붉은색을 내는 헤모글로빈이 암을 발생시킬 수 있다. 육류의 지방도 암 발생률을 높인다. 생선은 육류보다 안전하고, 불포화지방산이 있어 좋다.	소고기, 돼지고기, 닭고기, 오리고기, 생선, 달걀, 유제품
식물성 단백질	암을 예방하고 진행을 막는 데 도움이 된다. 콩 발효식품이 항암효과가 더 좋다	콩류, 두부, 통곡물, 견과류, 씨앗, 잎채소, 버섯

생선도 콩 못지않게 좋은 단백질이다. 육류와는 달리 붉은색을 띠는 헤모글로빈이 없고, 오메가3와 같이 항암작용을 하는 불포화지방산이 풍부해 안심하고 먹어도 좋다.

포화지방은 위험, 불포화지방을 적당량 섭취한다

지방은 탄수화물과 더불어 암세포가 좋아하는 영양소다. 특히 주성분이 포화지방인 동물성 지방은 암 발생 위험을 높이고, 암세포와 싸우는 면역 세포를 약화시키기 때문에 주의해야 한다.

동물성 지방을 많이 섭취하면 몸에 나쁜 콜레스테롤이 많아진다. 우리 몸은 몸에 나쁜 콜레스테롤을 세균이나 바이러스처럼 적으로 간주하고 면역체계를 가동시켜 콜레스테롤을 없앤다. 주로 세균이나 바이러스, 암세포를 잡아먹는 대식세포가 앞장서는데, 대식세포가 마치 논개처럼 몸에 나쁜 콜레스테롤을 먹어치우고 자신도 죽는다. 따라서 몸에 나쁜 콜레스테롤이 많으면 그만큼 대식세포가 줄어 암과 싸울 여력이 없기 때문에 암이 잘 발생하고, 암세포가 잘 증식해 전이가 되기도 쉬운 것이다.

지방도 우리 몸에 꼭 필요한 영양소 중 하나다. 특히 동물성 지방은 경계해야 하지만 불포화지방이 주성분인 식물성 지방은 암을 치료하는 데 도움이 되기도 한다. 전립선암 환자를 대상으로 한 연구에서 포화지방을 많이 섭취하면 생존기간이 짧아졌지만 불포화지방 섭취량을 늘리면 생존기간이 늘어나기도 했고, 췌장암 환자를 대상으로 한 연구에서는 불포화지방인 오메가3를 섭취했을 때 식욕부진이 완화되고 삶의 질이 높아진 것으로 나타났다. 따라서 무조건 지방을 멀리하기보다는 불포화지방산을 중심으로 하루에 필요한 만큼 섭취하는 것이 중요하다.

하지만 불포화지방 역시 지방임을 잊지 말아야 한다. 포화지방이든 불포화지방이든 모두 1g당 9kcal의 많은 에너지를 만드는 영양소이므로 불포화지방이라고 마음 놓고 먹으면 안 된다. 지방 자체가 너무 많으면 발암물질로 변할 수도 있고, 지방으로 생성된 에너지를 다 쓰지 못해 비만이 되면 역시 암이 발생할 위험이 커진다.

지방이 암을 유발하고 암을 치료하는 데 방해가 된다는 것 외에 조심해야 할 이유는 또 있다. 항암치료 중에는 식욕부진, 오심, 구토와 함께 소화가 안 돼 고생하는 분이 많다. 항암제가 장 점막을 약화시키기 때문인데, 이미 소화 기능이 떨어진 상태에서 소화가 잘 안 되는 지방을 많이 섭취하면 소화가 더 안 된다.

동물성 지방과 식물성 지방 비교

구분	특징	식품
포화지방(동물성 지방)	몸에 나쁜 콜레스테롤을 만들고, 발암물질로 변해 암을 유발하고, 암 치유를 방해한다.	육류의 지방(삼겹살, 베이컨, 갈비, 햄, 곰탕), 버터, 라면
불포화지방(식물성 지방)	몸에 나쁜 콜레스테롤을 감소시키고, 암 증식을 억제해 생존기간을 늘려준다. 항암 부작용을 줄여 삶의 질을 높여준다.	참기름, 들기름, 콩기름, 포도씨유, 견과류

비타민과 무기질이 풍부한 채소와
과일을 충분히 먹는다

채소와 과일이 암에 좋다는 것은 이미 많이 알려져 있다. 실제로 채소와 과일에 풍부한 비타민, 미네랄, 피토케미컬, 식이섬유 등은 모두 항산화작용, 항암효과가 뛰어나 암을 예방하고 치료하는 데 큰 도움이 된다.

채소와 과일이 암을 억제한다는 연구 결과도 많다. 채소와 과일을 충분히 섭취했을 때 생존기간이 늘어나고, 전이와 재발을 막는다는 데는 대부분 이견이 없다. 비타민 중에서도 특히 비타민 C는 강력한 항암작용과 항산화기능으로 면역력을 높이고 암의 진행을 막는 효과가 뛰어나다. 비타민 A도 상피조직에 암이 생기는 것을 막아주고, 암을 일으키는 전구세포를 억제한다. 비타민 A의 전구체인 베타카로틴은 발암물질인 나이트로사민이 생성되는 것을 막아준다.

이러한 채소와 과일은 충분히 섭취할수록 항암효과가 높아진다. 국립암센터 국제암대학원 김정선 교수팀은 '채소와 과일이 대장암 발생에 미치는 영향'을 연구했다. 대장암 환자 923명과 대장암에 걸리지 않은 1,846명을 대상으로 연구했는데, 여성의 경우 채소와 과일 섭취량이 가장 적은 그룹이 가장 많은 그룹보다 대장암 발병 위험이 3배나 높았다. 남성의 경우도 채소와 과일 섭취량이 가장 많은 그룹이 가장 적은 그룹에 비해 대장암 발생 위험이 40%나 낮은 것으로 나타났다.

또한 국가암정보센터에 따르면 채소를 하루에 200g 이상 섭취하면 대장암 발생 위험을 낮추며, 하루 채소 섭취량이 1.4~2.3접시일 경우 위암 위험도 0.52배 줄일 수 있다고 한다. 채소와 과일 섭취량이 많으면 많을수록 암을 예방하고 진행 속도를 늦추는 효과가 높다는 것은 여러 연구의 공통된 결과다.

이처럼 채소와 과일은 충분히 섭취하는 것이 좋다. 세계보건기구는 하루에 채소를 400g 이상 섭취할 것을 권장한다. 한국영양학회에서 권장하는 기준도 하루에 과일 300~600g, 채소 210~490g 수준이다. 국가암정보센터도 암 예방을 위해 다양한 채소와 과일을 매일 5접시 이상(최소 400g) 섭취하도록 권장한다. 이에 비해 한국인은 하루에 과일 198.3g, 채소 296.8g을 섭취해 권장량에 턱없이 부족한 것으로 나타났다.

채소와 과일은 어느 한 종류만 먹기보다는 다양한 종류를 골고루 먹는 것이 좋다. 과일이나 채소 색깔도 균형을 맞추어 먹으면 더욱 효과적이다. 과일이나 채소는 빨강, 노랑, 초록, 보라, 하양 등 색깔이 다양한데, 각 색깔이 함유하고 있는 비타민과 무기질이 조금씩 다르기 때문이다.

채소와 과일은 하루 권장 섭취량보다 조금 더 먹는다는 마음으로 섭취하는 것이 좋다. 그러나 평소 채소를 즐겨 먹지 않았던 분들은 생각보다 하루 권장 섭취량을 다 먹기가 쉽지 않을 수도 있다. 꼭 반찬으로만 채소를 먹으려 하지 말고 배가 출출할 때 간식으로 채소를 먹는 것도 좋은 방법이다. 당근, 오이, 고구마, 콜라비, 무 등을 입이 궁금할 때 섭취하면 적은 열량으로 포만감도 느끼고 건강도 좋아질 수 있다.

수분은 충분히 섭취한다

　건강을 지키려면 수분을 충분히 섭취해야 한다. 항암치료를 받고 있는 중이라면 더욱더 그렇다. 항암치료를 받는 중에는 식욕부진, 메스꺼움, 구토는 말할 것도 없고 입이 마르기 쉽다. 이런 증상들은 수분이 부족해 나타나거나 더욱 심해질 수 있다. 특히 항암치료의 부작용으로 구토와 설사를 반복하면 수분이 더더욱 부족해지기 쉬우므로 수분을 충분히 섭취하려고 노력해야 한다.

　수분 대사 장애가 있거나 수분 섭취를 제한해야 하는 특별한 이유가 없다면 하루에 남성은 3.7L, 여성은 2.7L의 물을 섭취해야 한다. 이 중 약 80%는 음식을 통해 섭취하는데, 항암치료 중에는 제대로 식사하기가 어려우므로 물을 더 마셔 보충하는 것이 좋다. 그래야 독한 항암제로 신장이 손상되는 것을 예방하고, 간이 항암제를 해독하는 데도 도움이 된다.

　물은 조금씩 자주 마시는 것이 좋은데, 식사 전에는 많이 마시면 안 된다. 물로 배가 차 식욕이 떨어지고, 식사를 충분히 못 할 수 있기 때문이다. 속이 울렁거리고 구토가 날 때는 물 대신 차나 이온음료를 마셔도 괜찮다. 만일 여러 가지 방법으로도 수분을 충분히 섭취하기 어려우면 정맥주사를 통해서라도 수분을 공급해야 한다. 그만큼 수분은 부족해서는 안 되는 중요한 영양소다.

03

항암치료에
도움이 되는
조리법

■■■■ 암과 싸워 이기려면 우리 몸에 필요한 영양소를 골고루, 충분히 섭취하는 것만큼이나 조리 방법도 중요하다. 항암치료를 받는 중이거나 직후에는 이런저런 부작용으로 잘 먹기가 무척 어렵기 때문이다. 밥맛도 없고, 입 안이 헐어 음식을 넘기기도 힘들고, 죽자 살자 넘겨도 속이 메스껍고 구토가 나 도로 아미타불이 될 때가 많다. 어디 그뿐인가. 소화도 안 되고, 걸핏하면 설사와 변비가 생겨 먹는 게 무섭기까지 하다.

다행히 조리법을 바꾸면 여러 부작용에도 어느 정도는 편하게 음식을 먹을 수 있다. 또한 아무리 좋은 음식이라도 조리법에 따라 영양가가 파괴되거나 오히려 암의 좋은 먹이가 될 수도 있으므로 주의해야 한다.

신선한 재료와 깨끗한 손질이
기본이다

암 환자들은 대부분 면역력이 떨어진 상태다. 특히 항암치료를 받는 중에는 독한 항암제로 인해 몸이 쇠약해질 대로 쇠약해진 상태이므로 혹시라도 외부의 나쁜 세균이나 바이러스에 감염되지 않도록 조심해야 한다. 그러기 위해서는 신선하고 건강한 재료가 필요하다. 냉장고를 과신해서도 안된다. 냉장고에서도 너무 오래 보관하면 재료가 상할 수 있다. 건강한 사람들에게는 괜찮을 수 있어도 암 환자에게는 해로울 수 있으니 오래된 재료는 사용하지 않는 것이 좋다.

냉동실도 마찬가지다. 꽁꽁 얼어 있으면 괜찮을 것 같지만 냉동실에도 무한정 보관할 수는 없다. 특히 냉동실에 꺼내 해동한 식품은 조리하고 남았다고 다시 냉동실에 넣으면 안 된다. 밖에 나와 있는 동안 눈에 보이지 않는 부패가 진행되었을 위험이 있기 때문이다.

재료를 손질하는 것도 중요하다. 재료뿐만 아니라 조리하는 사람의 손도 깨끗하게 씻어야 한다. 자칫 손에 묻어 있던 나쁜 균이 재료에 묻으면 아무리 좋은 재료라도 진가를 발휘하지 못할뿐더러, 암을 이기는 데 도움이 되기는커녕 해가 될 수도 있기 때문이다.

채소나 과일은
익혀 먹는다

채소나 과일은 생으로, 통째로 먹는 것이 가장 좋다고 한다. 하지만 어디까지나 건강한 사람일 때 그렇다. 암 환자들은 소화가 잘 안 되는 경우가 많다. 입이나 위장의 점막이 항암제의 공격으로 많이 약해진 상태에서 채소나 과일을 생으로, 통째로 먹으면 소화가 잘 안 되고 점막이 손상될 수도 있다.

소화가 잘 안 될 때는 채소나 과일을 믹서에 갈아 주스로 마셔도 좋다. 먹기도 편하고, 한꺼번에 많은 양의 채소와 과일을 먹을 수 있는 방법이기도 하다. 그러나 항암치료를 받는 중에는 안전하지 않을 수 있다. 채소와 과일을 아무리 깨끗하게 씻었어도 만에 하나 나쁜 균이 남아 있을 수도 있으므로 저온 살균해 마시는 것이 안전하다.

가장 안전한 조리법은 익히는 것이다. 채소나 과일은 익히면 영양소가 파괴된다고 알고 있는 분이 많은데, 익혔을 때 항암효과가 높아지는 채소도 많다. 마늘이 대표적이다. 마늘은 항암효과가 뛰어난 식품인데, 센 불에 익혀 먹거나 올리브유에 볶아 먹으면 체내 흡수율이 좋아진다. 토마토도 익히면 항산화 성분인 리코펜 흡수율이 배가 된다. 파프리카나 당근도 익혀 먹으면 항암효과가 있는 카로틴을 효과적으로 흡수할 수 있다.

채소를 익히는 방법은 여러 가지다. 끓는 물에 살짝 데칠 수도 있고, 찌거나 기름에 볶을 수도 있다. 그러나 당근이나 파프리카처럼 기름에 볶았을 때 흡수율이 좋아지는 채소가 아니라면 가능한 한 기름을 사용하지 않는 것이 좋다.

기름에 볶거나 튀기기보다는
찌거나 굽는다

소화가 잘 안 될 때는 기름이 부담이 될 수 있다. 또한 지방은 열량이 매우 높으므로 기름을 많이 사용한 조리법은 피하는 것이 좋다. 소고기, 돼지고기는 수육으로 삶아서 먹거나 찜으로 조리하면 기름을 적게 섭취할 수 있다. 특히 돼지고기의 경우 물에 삶으면 기름기가 빠져 맛이 담백해지고 소화도 잘된다.

생선도 찜으로 조리하거나 구워 먹는 것이 좋다. 생선을 구울 때 프라이팬에 기름을 넉넉하게 둘러 마치 튀기듯이 굽기도 하는데, 기름은 최소화해 조리하도록 한다.

육류든 생선이든 불에 직접 굽는 직화구이는 피해야 한다. 숯불 직화구이의 경우 숯의 향기가 음식의 풍미를 더해주기는 하지만 불에 직접 닿아 탄 부분에는 발암물질이 많다.

식초를 최대한 활용한다

항암치료 중에는 말할 것도 없고, 치료 후에도 짜고 매운 음식은 건강에 좋지 않다. 음식의 맛을 내는 데 소금은 없어서는 안 될 존재다. 하지만 소금을 너무 많이 섭취하면 암뿐만 아니라 고혈압, 비만과 같은 대사증후군이 생기기 쉽다.

한국인이 위암에 취약한 이유 중 하나가 짜게 먹는 습관에 있다. 한국인은 유독 소금을 많이 섭취한다. 세계보건기구에서 권장하는 하루 소금 섭취량은 5g인데, 우리나라 사람들은 10~12g을 섭취한다. 요즘은 건강을 위해 소금 섭취를 줄이려고 노력하는 분이 많기는 하지만 여전히 소금 섭취량이 많다.

소금과 달리 고춧가루는 암을 유발하지는 않는다. 오히려 고춧가루의 캡사이신 성분은 항암효과가 있다. 하지만 매운맛이 위 점막을 자극해 가뜩이나 항암치료로 약해진 위벽을 더 약하게 만들 수 있다.

한국 음식은 대부분 소금과 고춧가루로 맛을 낸다고 해도 과언이 아니다. 그래서 소금과 고춧가루를 덜 넣으면 음식이 맛이 없어 먹기 힘들다고 말하는 분이 많다. 이럴 때 식초가 훌륭한 해결책이 될 수 있다. 식초를 적절히 활용하면 소금을 덜 쓰고도 음식의 풍미를 살릴 수 있고, 새콤한 식초의 향이 오심과 구토를 줄여주기도 한다. 또한 생선을 구울 때 레몬즙을 뿌리면 맛도 좋아지고 살균작용을 해 생선을 더욱 안심하고 먹을 수 있다.

04
안전하고 적절한
운동이
필요하다

■■■■ "앉아 있을 힘도 없는데 어떻게 운동을 해요?"

암을 예방하고 전이와 재발을 막기 위해서는 꼭 운동을 해야 한다. 하지만 항암치료로 암세포뿐만 아니라 정상 세포까지 손상돼 무기력해지고, 각종 부작용으로 가벼운 일상생활조차 힘든 경우가 많다. 그래서 운동을 해야 한다고 말하면 원망스러운 눈빛으로 어떻게 운동을 하냐고 호소하는 분들이 있다.

하지만 운동은 선택이 아니라 필수다. 코펜하겐 의과대학 연구팀이 '운동과 항암효과'를 연구한 결과가 왜 운동이 필수인지를 말해준다. 연구팀은

피부암, 폐암, 간암을 유발한 생쥐를 두 그룹으로 나
뉘 한 그룹은 매일 4~7km의 쳇바
퀴를 돌게 하고, 다른 한 그룹은
운동을 전혀 시키지 않았다. 그
결과 운동한 그룹은 새로운 암
이 전혀 생기지 않았을 뿐만 아
니라 기존 암의 크기도 60%가량
줄었다.

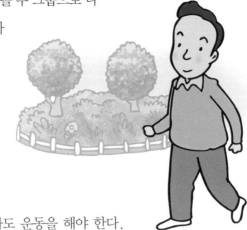

이처럼 암과 싸우려면 힘들더라도 운동을 해야 한다.
다만 아무리 운동이 좋아도 과하면 독이 될 수 있으니 안
전한 방법으로 적절하게 하는 것이 중요하다. 적절한 운동은 항암치료의
부작용을 완화시키고 효과를 배가시키는 데 도움이 된다.

이런 경우에는 운동하지 마라

보통 항암치료는 2~3주 간격으로 짧게는 수개월, 길게는 1년 넘게 진행
된다. 항암 주사를 맞는 동안에는 몸을 움직이기조차 불편하지만 무리가
가지 않는 선에서 조금씩 움직여주면 좋다. 주사를 다 맞은 후에는 더욱 그
렇다. 대개 항암치료 후 3~5일 정도는 가장 격렬하게 항암제가 암세포를
죽이는 기간이기도 하고, 부작용도 많이 나타나는 시기여서 무리하게 운
동하지 않아도 괜찮다. 누워서 가볍게 스트레칭을 하는 정도로 충분하다.

어느 정도 상태가 호전된 후부터는 가벼운 유산소 운동과 유연성을 길러주는 운동을 병행하는 것이 좋다. 억지로라도 일어나서 걷고 몸을 움직이면 회복도 빨라지고, 부작용을 줄이는 데도 도움이 된다. 단, 다음과 같은 증상이 나타나면 운동을 중단하고 상태가 호전된 후 다시 시작해야 안전하다.

① 관상동맥질환, 부정맥, 빈맥(맥박수〉100회/분), 흉통, 심장질환이 있는 경우
② 현재 감염성 질환이 있거나 열(체온〉37.8도)이 있는 경우
③ 호흡곤란 발생
④ 운동 1~2일 전에 구토, 설사 발생
⑤ 탈수가 있는 상태
⑥ 다리 통증 및 경련
⑦ 최근 발생한 허리나 목 통증 시 뼈 전이 및 골절의 위험성 평가
⑧ 혈액 검사 이상
　- 빈혈(헤모글로빈〈 10g/dL) ➡ 가벼운 스트레칭은 가능
　- 혈소판 수 감소(혈소판〈 50,000/ml) ➡ 출혈의 위험성 증가
　- 백혈구 수 감소(백혈구〈3,000㎣), 절대 호중구 감소(〈5,000㎣) ➡ 공공장소 운동 피함
　- 구역, 구토로 인한 전해질 불균형
⑨ 어지러움, 균형 감각 이상 ➡ 걷기보다는 실내 자전거 타기가 안전
⑩ 심한 림프부종 ➡ 증상 있는 팔을 움직일 때 조심

⑪ 24시간 이내에 항암치료를 받은 경우

⑫ 카테터가 있는 경우 물 접촉 피하고 감염 주의, 카테터 부위 근력 운동 피함

⑬ 방사선치료 중에는 치료 부위 자극을 피함(예, 수영장 염소 성분, 땀이 많이 나는 운동)

⑭ 조절되지 않는 당뇨병

⑮ 피로감이 심할 경우 → 10분 정도의 스트레칭은 가능

안전한 유산소 운동은 이렇게

유산소 운동은 신진대사를 활발하게 해주고, 심폐기능을 강화하는 데 더없이 좋은 운동이다. 항암치료 중에는 오심, 구토, 식욕부진, 어지럼증 등과 같은 다양한 부작용과 씨름하느라 제대로 먹지도 움직이지도 못해 쇠약해지기 쉽다. 힘들더라도 유산소 운동을 해주어야 심폐기능도 끌어올리고 몸과 마음에 쌓인 피로감도 줄일 수 있다.

유산소 운동에는 걷기, 조깅, 자전거 타기, 수영 등 여러 가지가 있는데, 이 중 암 환자들이 가장 안전하게 할 수 있고 효과도 뛰어난 운동은 단연 걷기다. 장소에 크게 구애받지 않고, 언제라도 할 수 있는 운동이라 더욱 매력적이다.

하지만 아무리 안전한 운동이라도 처음에는 강도를 낮춰 가볍게 시작하는 것이 좋다. 심장 박동 수를 기준으로 하면 항암치료 후 처음 운동을 할

때는 최대 심장 박동 수의 50% 수준이 적당하다. 최대 심장 박동 수를 구하는 공식은 다음과 같다.

최대 심장 박동 수(HRmax)=207-(0.67×나이)

예를 들어 나이가 60세인 사람의 최대 심장 박동 수는 '207-(0.67×60)=166.8'로 약 167로 보면 된다. 최대 심장 박동 수의 50% 수준이 적당하니 처음에는 83~84 정도의 심장 박동 수를 유지하는 것이 좋다. 요즘은 유산소 운동을 할 수 있는 런닝머신이나 자전거 등의 기구를 이용하면 자동으로 심장 박동 수가 측정된다.

하지만 산책을 하거나 운동 기구 없이 걷기 운동을 할 때는 심장 박동 수 측정이 어려울 수 있다. 이때는 주관적인 운동 자각도를 기준으로 운동 강도를 정해도 괜찮다. 심장 박동 수의 50~60% 정도는 운동 자각 지수를 기준으로 하면 아주 가벼운 수준이다. 몸을 움직여도 호흡이 전혀 의식되지 않을 정도로 운동 강도가 낮은데, 항암치료가 끝난 후에는 이 정도만으로도 충분하다.

몸 상태가 회복되면 운동 강도를 조금 높여도 좋다. 아주 가벼운 정도에서 운동 자각 지수를 10~12까지 올려도 괜찮다. 이 정도는 숨은 조금 깊어지지만 옆 사람과 대화를 하기에는 전혀 무리가 없는 수준이다. 최대 심장 박동 수의 약 60~70%에 해당하는 강도다. 몸이 조금 더 회복되면 최대 심장 박동 수의 70% 수준까지 운동 강도를 끌어올릴 수 있다. 상태와 상관없이 그 이상의 운동 강도는 자칫 몸에 무리일 수 있으므로 삼가도록 한다.

유산소 운동은 매일 혹은 주 5회 정도 꾸준히 하는 것이 좋다. 일반적으로 유산소 운동은 최소한 20~30분은 계속해야 체지방을 효과적으로 태울 수 있다. 하지만 체력과 면역력이 약해진 암 환자는 20~30분을 계속 운동하는 게 쉽지 않을 수 있다. 이럴 때는 무리하지 말고 10분씩 나눠서 하루에 세 번 운동해도 괜찮다.

운동 자각도(RPE)

운동 자각 지수	심장 박동 수	호흡	훈련 강도	심장 박동 정도(%)	운동 방법
6	40~69	의식하지 못한다.	1	50~60%	항암치료 후 처음 시작할 때 유산소 운동. 스트레칭 (유연성 운동).
7					
8	80	아주 가볍다.			
9					
10	80~100	숨이 깊어지지만, 여전히 대화를 편하게 할 수 있다.	2	60~70%	몸이 조금 회복되었을 때 걷기 운동 강도 올림. 가벼운 근력 운동.
11					
12	100~129				
13					
14	130~139	대화를 이어가기엔 숨 쉬기가 다소 힘들다는 것이 느껴진다.	3	70~80%	유산소 운동.
15	140~149	숨 쉬기가 힘들어지기 시작한다.	4	80~90%	항암치료 중에는 적당치 않은 운동 강도다.
16	150~159				
17	160~169	숨이 거칠어지고 이야기하기 어렵다.	5		
18	170~179				
19	180~189	극도로 힘이 든다.			
20	190 이상	최대치의 노력이 필요하다.			

유연성 운동은 필수

관절이나 근육은 움직이지 않으면 점점 더 뻣뻣해지고 가동범위가 줄어든다. 암 치료를 받다 보면 몸이 뻣뻣해지는 것도 이런 이유 때문이다. 특히 수술 후에는 대부분의 시간을 침대에 누워 있기도 하고, 수술한 부위의 통증으로 인해 움직이기가 어렵다. 그러다 보니 더 움직이지 않으려 하고 결국 관절과 근육이 굳는다. 항암치료를 할 때도 마찬가지다. 몸을 움직일 기운조차 없어 가만히 있다 보면 점점 뻣뻣해져 나중에는 잘 움직여지지 않을 수 있다.

수술이나 항암치료 후 관절이나 근육이 굳지 않게 하려면 유연성 운동을 해야 한다. 스트레칭과 요가 등이 굳은 관절과 근육을 풀어주는 대표적인 유산소 운동이다. 한 연구 결과에 따르면 암 환자들을 두 그룹으로 나눠 한 그룹은 매일 아침저녁으로 스트레칭을 시행하고, 다른 한 군은 하지 않았을 때 몇 달 후 관절 움직임과 근육 통증에서 큰 차이가 났다고 한다. 스트레칭을 한 그룹의 몸이 훨씬 유연하고 통증도 덜 느꼈다.

스트레칭은 누워서도 할 수 있기 때문에 항암치료를 받는 중이거나 수술 후 침대에 누워 있을 때도 가능하다. 통증이 느껴지지 않는 선에서 가볍게 스트레칭을 해주면 회복도 빠르고 유연성을 유지하는 데 큰 도움이 된다. 몸 상태가 괜찮으면 매일 아침저녁으로 한 번씩 해주면 좋지만, 여의치 않을 때는 주 2~3회 정도라도 하도록 한다.

저강도 근력 운동으로
근력과 골밀도 강화를 동시에

항암치료를 하는 동안에는 잘 먹지도, 많이 움직이지도 못해 근육이 빠지기 쉽다. 또한 독한 항암제가 골수를 파괴하기 때문에 뼈도 약해진다. 특히 여성은 항암치료를 받으면 더욱더 빨리 골밀도가 낮아진다고 한다.

줄어든 근육을 보강하고 골밀도를 높이기 위해서는 근력 운동을 해야 한다. 걷기도 골밀도를 높이는 데 도움이 되는데, 근력 운동과 함께 하면 더욱 효과적이다. 근력 운동은 맨손으로 할 수도 있고, 가벼운 아령이나 탄력 밴드와 같은 기구를 이용해서 할 수도 있다. 아령은 1~2kg짜리 아주 가벼운 것을 사용하고, 운동 강도를 높이고 싶을 때는 아령의 무게를 늘리기보다 횟수를 늘리는 것이 더 안전하다.

탄력 밴드는 고령이거나 몸이 약한 사람도 안전하게 근력 운동을 할 수 있게 도와주는 기구다. 탄력 밴드도 탄력의 강도가 다양한데, 가장 탄력이 약한 밴드를 사용하는 것이 좋다. 이것 역시 익숙해지면 강도를 높이기보다 근력 운동 횟수를 늘리는 것이 바람직하다.

근력 운동은 작은 근육보다는 이두근, 삼두근, 가슴, 등, 복부, 허벅지, 종아리와 같이 큰 근육 위주로 하는 것이 좋다. 일주일에 2~3회, 하루 20분 내외로 시행하고 충분한 휴식을 취해야 한다. 예를 들어 상체 근력 운동을 하루 했다면 적어도 1~2일은 상체 근력 운동을 하지 말고 쉬어야 근육이 피로해지지 않는다. 몸 상태가 매일 근력 운동을 할 수 있을 정도라면 하루는 상체, 하루는 하체와 같은 식으로 번갈아 가며 해도 괜찮다.

Part 05

항암치료,
그것이
궁금하다

01
항암제의 부작용은
보통 얼마나
지속되나요?

■■■■ "항암치료 부작용은 언제부터 나타나나요?"

"부작용이 나타나면 얼마나 오래 지속되나요?"

부작용 없이 항암치료를 받을 수 있다면 더할 나위 없이 좋겠지만 안타깝게도 부작용을 피할 길은 없다. 항암제는 일반 정상 세포에 비해 급속히 빠르게 증식하거나 분열하는 암세포의 특징을 이용한 치료제다. 즉, 빠르게 증식하는 세포를 찾아 죽이는 것인데, 그 과정에서 암세포처럼 빠르게 증식하는 골수, 점막, 모낭, 생식기관 등의 정상 세포에도 영향을 미쳐 부작용이 발생한다. 항암제에 따라 심장, 폐, 콩팥, 방광, 신경계에도 손상을 줄 수 있다.

항암제로 인한 흔한 부작용은 오심과 구토, 탈모, 피로, 설사, 호중구 감소 등이다. 이런 부작용들은 항암제를 투여하면 바로 나타날 수도 있고, 며칠 지나서 나타나기도 한다. 드물기는 하지만 거의 부작용을 느끼지 못할 수도 있다. 부작용의 강도도 사람마다, 사용하는 항암제에 따라 다 다른데, 대부분의 정상 세포는 항암치료가 끝난 후 일정 시점이 지나면 회복된다.

일반적으로 항암치료는 2~3주 간격으로 실시한다. 이처럼 시간을 두고 치료하는 것은 정상 세포가 회복할 수 있는 시간을 주기 위해서다. 보통 항암치료를 받은 후 다음 항암치료를 받기 전까지는 부작용이 대부분 진정되는데, 항암제의 종류와 환자 개개인에 따라 회복 시기는 차이가 날 수 있다. 만약 다음 항암치료를 해야 하는 시기까지 부작용이 지속되면 치료 일정을 조정하기도 한다.

항암제의 부작용은 대부분 일시적이다. 항암치료를 받는 동안 나타나고, 항암치료가 끝나면 대부분 사라진다. 하지만 일부 항암제의 부작용인 말초신경염으로 발생하는 손발 저림은 신경 손상 정도에 따라 몇 달에서 몇 년 동안 지속될 수도 있다. 또한 심장, 콩팥, 생식기관, 폐 등이 항암제로 인해 손상된 경우에는 부작용이 영구적으로 지속될 위험도 배제하기 어렵다.

다 그런 것은 아니지만 보통 항암치료 횟수가 증가할수록 부작용이 증가하는 경향이 있다. 손상된 정상 세포가 회복하려면 면역력이 강해야 하는데, 항암치료를 받으면 아무래도 면역력이 약해져 부작용이 더 심해지고 회복도 늦어지는 것이다.

02

탈모 걱정 없는
항암제는
없나요?

■■■ 항암치료를 하면서 많은 암 환자가 걱정하는 부작용 중 하나가 탈모다. 실제로 탈모는 오심, 구토에 이어 세 번째로 자주 발생하는 부작용이기도 하다. 사실 탈모 자체는 부작용으로서 치명적인 위험을 동반하는 것은 아니다. 하지만 머리가 빠지면 다른 사람들을 만나기도 꺼려지고, 스스로도 거울에 비친 자신의 모습을 보면서 암 환자임을 실감하고 우울할 수 있어 가볍게 볼 것만은 아니다.

항암제가 탈모에 미치는 영향은 약의 종류와 용량, 반복 횟수에 따라 달라진다. 단일 약제로는 알킬화제, 니트로소우레아 계열의 항암제가 탈모를 많이 일으킨다. 알킬화제는 가장 역사가 오래된 항암제 종류로 암세포의 DNA 합성을 저해해 증식을 억제하는데 사이클로포스파마이드, 이포스파미드 등 1세대 세포 독성 항암제가 대부분 이 종류다. 니트로소우레아도 넓게 보면 알킬화제의 일종으로 카르무스틴, 로스무틴, 세무스틴 등이 있다.

탈모는 단독으로 항암제를 사용했을 때보다 여러 항암제를 함께 사용해 복합 항암치료를 할 때 더 잘 유발된다. 또한 장기간 항암제를 사용했을 경우 머리털뿐만 아니라 생식기, 겨드랑이, 눈썹까지도 빠질 수 있다.

항암제로 인한 탈모는 단일 약제 사용 후 1~2주에 시작되며 2개월에 제일 많이 빠진다. 독소루비신과 사이클로포스파마이드의 경우 각각 50, 500mg/㎡ 이상씩 2회 치료를 하면 탈모가 시작된다.

하지만 항암제로 인한 탈모는 영구적이지 않다. 항암치료가 끝나면 회복이 가능한데, 보통 치료가 끝난 후 1~2개월이면 모발이 재생되기 시작한다. 다만 모발의 색과 모양은 변할 수도 있다.

항암제가 모낭세포를 함께 공격하기 때문에 탈모의 부작용이 생기는 것이지만, 모든 항암제가 탈모를 유발하는 것은 아니다. 탈모를 일으키지 않는 항암제도 있고, 탈모가 일어나도 전체적으로 머리가 빠지는 것이 아니라 부분적으로 빠지거나 머리카락이 가늘어지는 형태로 나타나는 항암제도 있다.

탈모를 유발하는 항암제(출처: American cancer society)

탈모 유발 항암제	탈모/부분 탈모 유발 항암제	탈모 유발 없는 항암제
사이클로포스파마이드(사이톡산)	부슬판(만성 골수백혈병 치료제)	카르무스틴(BCNU)
다우노루비신	사이타라빈(ARA-C)	카보플라틴
도세탁셀(상품명:탁소티어)	카페시타빈(상품명: 젤로다)	시스플라틴
독소루비신(상품명:아드리아마이신)	데시타빈(상품명: 다코젠)	플루다라빈
에피루비신	독소루비신 리포소멀(상품명: 닥실)	프로카바진
에토포시드(상품명: VP-16)	플루오르우라실(상품명: 5-FU)	6-메르캅토퓨린
이다루비신	젬시타빈(상품명: 젬자)	스트렙토조토신
이포스파미드	미토마이신	
이리노테칸	미톡산트론	
익사베필론	옥살리플라틴	
메클로르에타민	페메트렉시드(상품명: 알림타)	
파클리탁셀 프로테인 바운드 (상품명: 아브락산)	토포테칸	
빈블라스틴(상품명: 벨반)	비노렐빈	
빈크리스틴(상품명: 온코빈)		

03

백혈구 수치가
낮으면 항암치료를
받지 못하나요?

━━━ "항암치료를 받으러 갔다가 백혈구 수치가 낮아서 그냥 왔어요."

항암치료를 하면 암세포뿐만 아니라 골수에 영향을 미치기 때문에 백혈구와 호중구가 감소하기 쉽다. 백혈구는 바이러스, 세균 등 우리 몸을 해치는 나쁜 물질을 잡아먹는 면역세포로 호중구, 호산구, 호염기구와 같은 과립구와 림프구로 구성되어 있다. 이 중에서 호중구는 나쁜 이물질 중에서도 특히 세균과 같은 병원체를 없애 인체의 방어 체계에 중요한 역할을 한다. 따라서 호중구가 감소하거나 호중구 기능이 저하되면 세균에 감염되기 쉽고, 심한 경우 미생물에 감염돼 전신에 심각한 염증 반응이 나타나는 패

혈증이 생길 수도 있다.

일반적으로 혈액 속 백혈구의 정상 수치는 혈액 1$\mu\ell$당 4,000~ 10,000개이며, 백혈구 수치가 이 이하로 떨어진 상태를 '백혈구 감소증'이라 한다. 백혈구 중에서 호중구가 차지하는 비중이 가장 크기 때문에 백혈구 감소증은 곧 호중구 감소증으로 나타난다.

ANC(Absolute Neutrophil Count)라고 불리는 절대 호중구 수는 전체 백혈구에서 호중구(neutrophil)가 차지하는 비율(%)을 수치로 환산한 것이다. 일반적으로 백혈구의 40~70%가 정상적인 호중구 비율이다. 절대 호중구 수(ANC)는 1500 이상이 정상이며 최소한 1,000 이상이 되어야 항암치료를 할 수 있다. 절대 호중구 수가 500 이하인 경우에는 면역력이 많이 약해져 감염의 위험이 크므로 병원에 격리 입원해 감염 예방 치료를 받도록 권고하고 있다. 보통 백혈구가 2,000/㎣ 이하이고 호중구가 1,000/㎣ 이하이면 감염 빈도가 증가(백혈구 및 호중구 감소증)한다고 알려져 있다.

호중구는 항암제 투여 후 7~14일 사이에 가장 많이 감소한다. 이후 다음 항암치료 전까지 서서히 회복되는데, 백혈구나 호중구 수치가 낮을 때는 특히 감염에 주의해야 한다. 38℃가 넘는 고열과 오한, 감염 부위가 붓거나 통증이 나타나고 자칫 패혈증까지 발생하면 생명이 위험할 수도 있기 때문이다. 앞에서도 이야기했듯이 호중구 수치가 500/㎣ 이하이면 감염에 아주 취약한 상태이므로 이런 상태가 2주 이상 지속될 거라 예측될 경우에는 더욱 조심해야 한다.

항암치료 후 유발된 백혈구, 호중구감소증의 경우 선별적으로 과립구 세포군 촉진인자(G-CSF, filgrastim)를 백혈구감소증이 회복될 때까지 사용할 수 있다. G-CSF는 골수에서 백혈구 생성을 촉진하는 주사제다. 항암치료 부작용으로 백혈구가 감소했을 때 이 주사를 맞으면 백혈구감소증을 교정하고 감염으로 인한 합병증을 줄일 수 있다. 다만 근육통, 골통, 오심, 구토, 두통, 피로 등의 부작용이 발생할 수도 있으니 주의해야 한다.

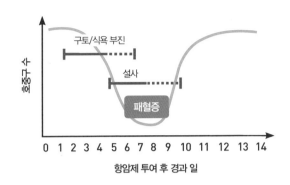

항암치료에 따른 호중구 감소

한방에서는 호중구가 감소했을 때 기를 더해주고(익기;益氣), 피를 만들어주고(생혈; 生血), 위장을 튼튼하게 해주고(건비;健脾), 신장을 보해주는(보신; 補腎) 한약을 처방했다. 기를 보태주는 처방으로는 황기, 백복령, 인삼, 백출, 감초 등의 보기제(補氣劑)를 많이 사용했고, 부족한 피를 보충하기 위해서는 당귀, 숙지황, 백작약, 하수오, 아교 등의 보혈제(補血劑)를 주로 사용했다.

여러 한약재 중에서도 특히 황기는 대부분의 항암제에 영향을 주지 않으면서도 백혈구 및 호중구 감소증에 도움을 주는 것으로 알려져 있다. 보중익기탕, 십전대보탕, 인삼양영탕 등 기와 혈을 보충해주고 면역력을 강화해주는 처방들은 이미 많은 연구에서 호중구감소증에 도움이 되는 것으로 밝혀졌다. 따라서 백혈구나 호중구가 너무 감소해 면역력이 떨어지고, 항암치료를 지속하기 어려울 경우에는 이런 한약을 복용하는 것도 좋은 방법이다.

04

항암제 내성이
생긴 후에는 어떻게
치료해야 하나요?

■■■ 암 치료에서 항암치료는 빼놓을 수 없는 중요한 치료법이다. 암의 크기를 줄이고, 암이 더 이상 증식하지 못하도록 막거나 없애는 데 항암치료만큼 효과적인 것도 없다. 하지만 항암치료는 효과가 뛰어난 반면 주성분이 독한 화학성분인 만큼 부작용이 따르고, 몸에 무리가 간다는 한계가 있다. 먹는 항암제나 주사 항암제 모두 일정 기간 투약한 후 휴식기를 가지는 것도 이런 이유에서다. 워낙 항암제가 독하다 보니 항암치료 후 충분한 휴식기를 가지지 않으면 몸이 버텨내질 못한다.

더 큰 문제는 '항암제 내성'이다. 항암치료를 하다 보면 항암제를 투여해도 더 이상 반응하지 않는 경우가 생긴다. 즉, 항암제를 투여하면 암세포가 죽고, 더 이상 증식과 분열을 하지 않아야 하는데 별 반응이 없거나 암세포가 더 늘어나고 크기도 더 커지는 것이다. 이처럼 항암제가 원래 해야 할 일을 하지 못하는 것, 즉 약이 듣지 않는 것을 '내성이 생겼다'고 말한다.

항암치료를 받는 게 쉬운 일은 아니지만 내성이 생겨 항암치료를 받지 못하는 것은 더 우울한 일이다. 다행히 요즘은 항암제의 종류가 다양해져 한 항암제에 내성이 생기면 얼마든지 다른 항암제로 대체할 수 있다. 하지만 암의 종류에 따라서 사용할 수 있는 항암제가 한정되어 있어 내성이 생겼을 때 적절히 대체할 만한 항암제가 없어 환자들이 시름에 빠지기도 한다.

현재 전 세계적으로 항암제 내성을 극복하기 위해 많은 연구를 진행 중이다. 약물 내성은 P-glycoprotein(P-gp, MDR1)의 과발현을 비롯한 다양한 요인에 의해 유발된다고 알려져 있다. 하지만 아직까지 구체적인 기전은 밝히지 못한 상태다.

한 연구에서는 항암제 시스플라틴에 대한 내성이 'GFRA1(Glial cell derived neurotrophic factor receptor alpha 1)'이라는 단백질이 '오토파지(Autophagy · 자가포식)'를 활성화시키면서 생긴다고 밝혔다. 우선 시스플라틴 항암제를 사용하면 NF-KB1라는 전사 인자[8]가 발현되거나 활성이 증가해 GFRA1 유전자 발현이 유도된다. GFRA1 단백질은 암세포 내에서 세포 내 자가소화작용인 오토파지(Autophagy)를 활성화시키는데, 그 결과 항암제에 의해 손상된 미

---

[8] 유전자를 이루는 물질이 핵산에 붙어 특정 유전자가 발현되거나 억제되도록 하는 유전자 발현 조절 단백질을 말한다.

토콘드리아 등의 세포소기관과 분해 산물들이 암세포의 대사산물로 재사용됨으로써 세포사멸을 막고, 암세포의 증식을 가져와 항암제에 대한 내성을 얻게 된다는 것이다.

항암제에 내성이 발현되는 것은 "암세포가 스스로 획득하기도 하지만 처음부터 만들어진다."고 말하기도 한다. 즉, 암세포의 1천 개에서 1백만 개, 1백만 개에서 1개씩은 항암제에 내성을 가진 암세포가 이미 존재한다는 것이다. 암이 진단되는 가장 초기에도 암 덩어리에 암세포가 약 10억 개에 달한다. 이 10억 개 속에 이미 내성을 가진 암세포가 10개에서 10만 개가 존재하니 결국 모든 암에는 이미 태생적으로 항암제에 내성을 가진 암세포가 존재한다는 이론도 있다.

아직 내성이 생기는 정확한 기전은 밝혀지지 않았지만 내성이 생기지 않거나 내성이 생겨도 최대한 늦게 나타나도록 하는 노력은 끊임없이 이루어지고 있다. 그중 하나가 통합의학이다. 이미 통합의학이 항암제에 내성이 발생하지 않도록 하거나 기존 항암제의 반응률을 높이는 데 도움이 된다는 여러 연구가 발표된 상태다.

연구에 따르면 내성이 생긴 항암제와 고단위 비타민 C를 병행 치료했을 때 내성을 억제해 약 92%의 세포사멸 효과를 보였다는 보고[9]가 있다. 연구팀은 PDF라는 실험실용 내성이 생긴 항암제를 암세포에 투여했는데, 항암

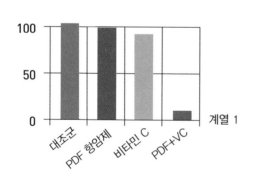

내성이 생긴 항암제와 병행 치료한 비타민 C의 항암효과

제만 투여했을 때와 비타민 C만 투여했을 때는 대조군에 비해 암세포를 죽인 효과가 큰 차이가 없었다. 대조군에 비해 항암제는 4%, 비타민 C는 6% 더 암세포를 없애는 데 그쳤다. 반면 내성이 생긴 항암제와 비타민 C를 병행했을 때는 암세포가 92%가량이나 사멸했다.

시스플라틴 항암제와 고단위 비타민 C를 병행했을 때 항암제 단독 치료보다 약 20%의 추가적인 세포사멸 효과가 있다는 보고[10]도 있다.

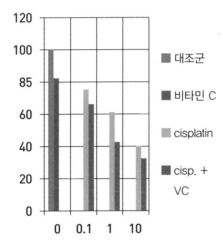

시스플라틴과 비타민 C를 병행 치료한 항암효과

---

9 Synergistic potentiation of D-fraction with vitamin C as possible alternative approach for cancer therapy. Int J Gen Med. 2009; 2: 91–108. Sensuke Konno
10 Potential therapeutic application of the association of vitamins C and K3 in cancer treatment. Curr Med Chem. 2002 Dec;9(24):2271-85. Calderon PB et al.

한방에서도 항암제 내성을 극복하기 위한 여러 연구가 있는데 한 연구 결과 황기, 당귀, 과루근의 혼합물에서 추출한 한약은 백혈병, 간세포암, 결장암, 비소세포 폐암, 위암 세포와 같은 다양한 암세포 유형에서 항암효과가 있다고 밝혀졌다. 이 한약은 다양한 암세포에서 지속적으로 활성화되어 있는 것으로 밝혀진 STAT3 신호전달 경로를 억제해 약물 내성이 생기는 것을 억제할 수 있다고 보고되었다.

비록 기전은 정확하게 밝혀지지 않았지만 한약뿐만 아니라 면역요법 중에도 항암제 내성을 최대한 늦춰주거나 항암효과를 높여주는 치료법들이 많다. 따라서 항암제 내성이 생겼다 하더라도 더 이상 치료법이 없다고 실망하거나 자포자기할 필요는 없다.

05

먹는 항암제의
종류와
효과는?

■■■ "간편하기는 한데, 먹는 항암제도 효과는 같나요?"

요즘은 항암치료를 꼭 주사제로만 하지 않는다. 물론 아직까지 대부분의 항암제는 주사제지만 일부 약제는 먹는 약으로 개발돼 주사를 맞지 않고도 항암치료를 할 수 있는 시대가 되었다. 다만 모든 항암제가 먹는 약으로 나온 것은 아니다. 항암제 중 대부분의 암에 기본적인 치료제로 사용하는 것이 5-FU(5-플루오로우라실)라는 피리미딘 길항제다. 지금도 5-FU는 주사제로 많이 이용하지만 간편하게 먹을 수 있도록 경구용으로 만든 것도 있다. 5-FU를 경구용으로 만든 약이 TS-1, 카페시타빈(상품명: 젤로다)이다.

주사가 아닌 경구용으로 복용해도 효과는 비슷하다. 다만 주사 항암제는 위장을 통하지 않고 직접 혈관에 주입한다는 장점이 있으나 혈관이 약하거나 혈관을 찾기 어려운 경우 주사를 놓기가 어려운 단점이 있다. 반면 먹는 항암제는 복용이 간편하다는 장점이 있지만 오심, 구토 등 위장 장애를 동반할 수도 있다는 단점을 지닌다.

항암제는 보통 주기 단위로 투여한다. 즉, 항암제를 매일 투여하는 것이 아니라 일정 기간 투여 후 일정 기간은 쉬고 다시 두 번째 주기로 투여하는 식으로 진행한다. 항암제의 주기와 기간은 환자의 건강 상태나 병의 진행 상태, 치료에 대한 반응 등을 종합해 지속적으로 관찰하면서 진행하므로 환자마다 다를 수 있다.

먹는 항암제는 재발 위험이 사라질 때까지 매일 복용하거나 수주 동안 복용한 뒤 수주간 쉬는 방식이 흔하다. 먹는 항암제와 주사제의 효능이 비슷하듯이 먹는 항암제 역시 부작용이 나타나기 때문에 몸을 회복시킬 기간이 필요할 수도 있다.

06

75세 이상 고령자, 항암치료를 받는 것이 좋을까요?

■■■ "내 나이가 낼모레면 80이야. 그런데 꼭 항암치료를 받아야겠어?"

다 그런 것은 아니지만 고령의 암 환자 중 이렇게 이야기하는 분들이 있다. 살 만큼 살았으니 여한이 없는데, 굳이 고통스러운 항암치료를 받으며 남은 생을 살고 싶지 않다는 것이다.

요즘은 나이가 들어도 건강한 분이 많다. 60대는 노인이라 말하기도 어색할 정도로 건강하고, 70~80대도 건강관리를 잘한 분들은 젊은 사람 못지않게 활력적이다. 그래서 평균적으로 75세는 넘어야 고령 대열에 들 수 있다.

확실히 아직까지 항암치료는 고통스럽다. 젊고 건강한 사람도 견뎌내기 힘들 정도여서 고령의 환자들이 항암치료를 받아야 하는지 고민하는 것은 어찌 보면 당연한 일이다. 게다가 만약 이를 악물고 항암치료를 견뎠는데, 기대했던 것만큼 효과가 좋지 않다면 더더욱 고민이 깊어질 수밖에 없다.

실제로 고령자에게 항암제를 투여하는 것이 신체적인 부담은 큰 반면 생명 연장 효과는 별로 없다는 지적도 나오고 있다. 일본의 한 연구 결과가 이를 뒷받침한다. 일본 후생노동성과 국립암연구센터가 2007~2008년 국립암연구센터 중앙병원에서 진료받은 암 환자 7,000여 명을 대상으로 실시한 예비조사 결과 75세 이상 고령자의 경우 항암제의 연명효과가 크지 않은 것으로 나타났다.

조사 결과에 따르면 말기 폐암 환자의 경우 74세 미만에서는 항암제 치료를 받은 쪽이 연명효과가 높았지만 75세 이상에서는 별 차이가 없었고, 말기 대장암, 유방암의 경우에도 항암제 치료 여부가 생존율에 영향을 미치지 않았다고 한다. 이는 75세 이상에서는 항암제 투여 여부가 생존율에 미치는 영향이 적을 가능성을 시사하는 결과다. 현재 일본 후생노동성은 좀 더 과학적인 근거를 얻기 위해 전국 병원의 암 환자 데이터를 분석해 연령이나 증상에 따른 암 치료 가이드라인을 만들고 있는 중이다.

하지만 항암치료 효과가 검증되지 않았다고 해서 다른 치료까지 할 필요가 없다고 생각하면 곤란하다. 이제 암 치료는 단순히 생존기간을 늘리는 것에 만족하지 않고 삶의 질을 높이는 방향으로 발전하고 있다. 즉, 견디기 힘들고 효과도 불확실한 항암치료는 하지 않더라도 최대한 생존기간을 늘리고 인간다운 삶을 살 수 있게 해주는 치료는 계속되어야 한다는 것이다.

대표적인 치료가 면역요법이다. 고령이라 해도 암 환자의 기력과 체력을 회복시키는 면역증강치료와 보중익기탕, 십전대보탕, 인삼양영탕 등 한방 보약을 통해 기와 혈을 보강하는 치료를 하면 삶의 질을 높이고, 질 높은 연명이 가능해진다. 실제로 면역요법으로 암의 진행을 늦춰 오랫동안 생존한 환자가 많고, 드물기는 하지만 암을 치유한 환자들도 있다.

면역요법을 비롯한 통합의학 치료를 받으면 고령이라도 항암치료가 가능하다. 일단 면역력이 높으면 항암치료를 잘 견뎌낼 수 있고, 면역요법과 병행했을 경우 항암제의 반응률도 높아지고 효과 또한 배가되기 때문이다.

07

폐암에 쓰는 항암제의 부작용이 그렇게 심한가요?

■■■ 폐암은 비소세포성 폐암과 소세포성 폐암으로 나뉜다. 비소세포성 폐암에 주로 사용하는 항암제는 시스플라틴, 카보플라틴, 파클리탁셀, 빈블라스틴, 에토포시드 등이다. 소세포 폐암의 경우에는 시스플라틴, 파클리탁셀, 에토포시드, 빈크리스틴, 독소루비신, 시클로포스파미드, 토포테칸 등을 단독 혹은 2개 이상 병합해 사용하는 것이 일반적이다.

시스플라틴의 경우 골수기능 억제, 말초신경독성과 76~100%의 환자에게서 강한 오심, 구토가 나타나므로 환자 입장에서는 부작용이 심하다고 느낄 수 있다. 에토포시드의 경우에도 골수기능 억제와 오심, 구토, 구내염, 가역적 탈모가 발생한다. 소세포 폐암의 경우 시스플라틴과 에토포시드 병합요법이 가장 널리 사용되므로 골수기능 억제로 인한 빈혈, 백혈구와 호중구 감소, 식욕부진, 오심, 구토를 강하게 느낄 수 있다.

폐암에 사용하는 항암제는 폐암뿐만 아니라 다른 암에도 많이 사용된다. 따라서 폐암 환자에게 항암치료 부작용이 특히 심하다고 하기는 어렵다. 하지만 폐암에 사용하는 항암제가 대체적으로 부작용이 좀 더 심하게 나타나는 경향이 있는 것은 사실이다.

다행히 부작용을 완화시킬 수 있는 방법이 있다. 오심과 구토는 워낙 흔하게 발생하는 부작용이라 예방 차원에서 항구토제를 처방하는 경우가 많다. 또한 골수기능이 억제돼 호중구가 감소되는 부작용도 많이 발생하는데, 호중구가 감소했을 때는 G-CSF 주사를 맞으면 도움이 된다. G-CSF는 호중구 생성을 돕는 약물이다.

한방에서는 보중익기탕, 십전대보탕, 인삼양영탕 등으로 골수를 보호해 호중구감소증을 예방 및 치료한다. 육군자탕, 향사육군자탕, 비화음, 반하백출천마탕 등은 항암으로 인한 오심, 구토를 완화하면서 면역세포의 활성도를 향상시켜 종양 반응성을 높인다는 연구 결과가 많다. 폐암의 경우 항암제 반응률이 낮기 때문에 한약과 항암치료를 병행하면 부작용을 완화시키고 반응률을 높여 효과를 배가시킬 수 있는 것으로 알려져 있다.

08

항암치료 중
건강보조식품을
먹어도 되나요?

■■■ "홍삼이 면역력을 높여준다는데 먹어도 될까요?"

"영지버섯의 항암효과가 뛰어난데, 먹어도 되죠?"

많은 암 환자가 좋다는 음식이나 건강보조식품에 대한 질문을 한다. 질문만 하는 것이 아니라 실제로 복용하는 분도 많다. 특히 항암치료를 받을 때는 더더욱 건강보조식품에 관심을 많이 갖는다. 주변에서도 다른 암 환자의 경험담과 각종 정보를 통해 온갖 건강보조식품을 권한다. 전 세계적으로 암 환자의 7~64%가 보완 대체의학을 이용했고 전체적으로 13~63%가 천연물 치료를 이용했다는 보고가 있다.

건강보조식품이 과연 암을 치료하는 데 도움이 될까? 쉽게 단정 지을 수 있는 문제는 아니다. 천연물과 항암 약물을 결합해 이용하면 임상적으로 중요한 상호작용을 만들어내면서 각 구성성분의 효과를 증가시키거나 감소시킬 수 있다. 건강보조식품을 포함한 천연 제제를 암 환자에게 적용할 수 있는지 여부를 연구하는 학문이 통합의학, 통합종양학이다. MD앤더슨, 메모리얼 슬로언 케터링 암 센터 등 세계적인 암 센터들이 건강보조식품을 포함해 천연물과 항암제의 상호작용에 대한 연구를 지속적으로 하며 가이드를 학회에서 발표하고 있다.

하지만 아직까지는 건강보조식품 등 특정 약물에 대한 환자의 민감성, 항암제와의 병행 시 상호작용에 관한 연구가 충분하지 않다. 이미 확실하게 효과가 검증된 건강보조식품과 천연물도 있지만 검증되지 않은 천연물이 훨씬 더 많다. 또한 효과가 입증된 천연물이라도 암의 종류와 항암치료 방법에 따라 해로울 수도 있으므로 꼭 통합의학 전문의와 상담한 후 복용 여부를 결정하는 것이 바람직하다.

09

한약이 간에 부담을
준다는데
먹어도 될까요?

■■■■■　한약은 2012년부터 정부 주도로 '우수 한약 제조 및 품질관리기준
(jGMP)'를 도입해 엄격하게 심사 및 평가하고 있다. 원료 구입부터 제조, 포
장에 대한 품질 전반에 엄격한 기준을 적용하고 있기 때문에 한약의 안전성
에 대해서는 불안해할 필요가 없다.

　　그렇지만 아직까지도 한약이 간에 무리를 준다고 오해하는 분이 많다.
심지어는 한약을 먹고 간이 나빠졌다고 말하는 분들도 있다. 하지만 조사
결과 이런 분들은 대부분 전문의료기관에서 처방한 한약이 아니라 농산물
또는 식품용으로 나온 한약재를 복용한 것으로 조사되었다. 따라서 의약품

용 한약이라면 설령 수입 한약재를 사용했더라도 안전성과 품질, 약효 모두 신뢰해도 괜찮다.

일본은 한약이 국가 보건 시스템에 통합되어 있다. 일본에서 2007년부터 2017년까지 10년간 내원한 8,752명의 외래 환자와 900명의 입원 환자를 대상으로 한약제제에 대한 안전성을 살폈다. 그 결과 10년 조사기간에 발생한 총 2만 1,324건의 의약품 사건 보고서 중 한약으로 인한 약물 사고 사례는 총 103건에 불과한 것으로 나타났다. 이는 한약과 양약을 합친 전체 약물 사고 중 불과 0.48%가 한약으로 인한 사고라는 의미다. 일본, 타이완 등 아시아 국가와 미국, 영국, 프랑스 등 유럽 국가에서도 대규모 임상연구를 통해 한약이 간 손상에 큰 영향을 끼치지 않는다는 연구 결과를 발표했다. 이 내용은 국제 전문 학술지인 〈독성학 아카이브(Archives of Toxicology, IF 5.9)〉에 실리기도 했다.

한약이 간을 손상시키는 것이 아니라 오히려 간세포를 보호하고 염증을 억제하며, 간 조직의 섬유화를 감소시켜 간경화의 발생을 낮추는 효과가 있다는 것이 과학적으로 확인되었다. 특히 한약치료는 간암 환자의 항암요법에 의한 독성 부작용을 억제할 뿐만 아니라 종양의 성장을 억제하고, 환자의 생존기간을 늘려주는 효과가 있는 것으로 조사되었다.[11]

한약이 주요 간 질환에 대해 임상적 효용성을 가지고 있다는 사실은 해외에서도 속속 확인되고 있다. 타이완의 경우 지난 1996~2007년 간암 환

---

11 Hu B et al, Traditional Chinese medicine for prevention and treatment of hepatocarcinoma: From bench to bedside., World J Hepatol. 2015 May 28;7(9):1209-32.

자들의 약 20%가 정기적으로 간암 치료 목적으로 한약치료를 받았다고 발표했다.[12] 또한 타이완은 국가 전수조사를 통한 10년간의 추적 관찰 끝에 가미소요산 한약이 B형간염 환자의 총 사망률을 절반(aHR=0.45, 95% CI: 0.27-0.76)으로 낮춘 사실을 확인했다.[13]

다만 국내의 경우 식약공용품목이라는 제도하에 유통되는 적하수오, 황약자(Dioscorea bulbifera), 창출, 박하, 오배자, 석류, 율무, 천화분, 센나, 대황, 시호, 천련자 등의 한약재들은 특히 간 손상이 높은 본초로서, 임상 보고를 통해 독성이 발현된 것이 확인되었다. 국내에서는 민간요법에서 약재를 남용해 간염이 발생하기도 하므로 반드시 한의원 등 전문 의료기관에서 처방을 받아야 안전하다.

12 Liao YH et al, Utilization pattern of traditional Chinese medicine for liver cancer patients in Taiwan., BMC Complement Altern Med. 2012 Sep 5;12:146.
13 Tsai DS et al, The use of Chinese herbal medicines associated with reduced mortality in chronic hepatitis B patients receiving lamivudine treatment., J Ethnopharmacol. 2015 Nov 4;174:161-7.